ブッダの〈呼吸〉の瞑想

ティク・ナット・ハン

ブッダの〈呼吸〉の瞑想

島田啓介 訳

BREATHE, YOU ARE ALIVE!

THE SUTRA ON THE FULL AWARENESS OF BREATHING

野草社

本書は、アーナパーナサティ・スッタ（Ānāpānasati sutta）、漢訳名では安般守《あんぱんしゅ》意経《いきょう》・安那般那念経《あんなぱんなねんきょう》を、ティク・ナット・ハンが現代人に向けてわかりやすく解説したものです。

ティク・ナット・ハンは、この経名を英語で、"The Sutra on the Full Awareness of Breathing" と表わしています。本書では、「呼吸による完全な気づきの経典」と表記しました（そのほかのキーワードも含めて訳語については、巻末の「訳語について」をご参照ください）。

最初に、まず収録されているいくつかの簡単な呼吸の瞑想を試してみましょう。座ったまま、しばらく呼吸に気づくだけでもかまいません。それほど時間をかけなくても、落ち着きや安らぎといった心の変化が感じられるでしょう。

本書は、読みながら実際にその場で瞑想できるように組み立てられています。とくに「日常のなかで生かせる七つの瞑想法」は、そのために書かれています。この章を最初に読んでから、経典本文に移ってもいいでしょう。ティク・ナット・ハンの言うように、「私たちの多くは、森や僧院に住んでいるわけではない」からです。

訳者

CONTENTS

ブッダの〈呼吸〉の瞑想

息してごらん、ほら、あなたは生きている！

息すればわかる、あなたが生きているそのことが
息すればわかる、すべてがあなたを支えている
息すればわかる、あなたとは世界そのもののこと
息すればわかる、花もまた息を吸い吐いている
呼吸、あなたのための贈りもの
呼吸、世界のための贈りもの
思いやりを吸いこみ、喜びを吐き出そう

息をして、吸いこむ大気とひとつになろう
息をして、流れる川とひとつになろう
息をして、歩む大地とひとつになろう
息をして、輝く炎とひとつになろう
息をして、生死の思いを吹き消そう
息すればわかる、いのちはとどまることがないと

息をしよう、おだやかで静かな喜びのために
息をしよう、悲しみが流れ去っていくように

息をして、血液の細胞のすべてを新たにしよう
息をして、意識の底に風を送ろう
息をすれば、今ここに憩うことができる
息をすれば、触れるもののすべてが、生まれ変わってここに在る

アナベル・レイティ*

*――イギリス生まれ。一九八六年ティク・ナット・ハンに弟子入りし、一九九〇年にダルマ・ティーチャーに就任。長年にわたってプラムヴィレッジおよび世界各地の僧院で瞑想指導（Director of Practice）をつとめ、僧院長を歴任。ティク・ナット・ハンの多くの著書でサポート役を果たしている。

いったん止まって、
息をしましょう

「呼吸による完全な気づきの経典」（アーナパーナサティ・スッタ）のなかでブッダは、恐れ、絶望、怒り、渇望を変容させる方法を示しています。この経典に出会ったその日、私の気持ちは浮き立ちました。世界で何よりも価値ある宝物が見つかった、と思ったのです。それ以前の私は、知識を手に入れることだけでよしとしていました。今ここを味わうことや、人生を深く省察すること、自分の周りのあらゆるすばらしい物事を受け入れるすべさえ知らないでいたのです。この経典は瞑想に不可欠な基礎であり、もっとも優れた教えです。偉大な経典は数多くありますが、それらをひもとく前にまずこの経典を学びましょう。山頂を目指すために、道なき道をたどることにならないように。

呼吸は目覚めへの道であり、意識の集中を持続させる方法です。呼吸によって私たちは、ていねいに、持続的に、深く観察することができ、あらゆる対象の本質を見抜いて心の解放にたどり着くことができます。「呼吸による完全な気づきの経典」によってブッダは、私たちに呼吸するということと、その呼吸を深く味わうことを忘れないように教えています。ゆっくりと、気づきをもって息を吸うとき、息を味わいつくすことができます。ただ息を吸うというだけで、人はとても幸福になれるのです。息を吸いながら幸せを感じる——ぜひ試してみませんか？

みなさん鼻づまりの体験はよくあるでしょう。鼻がつまると息を吸うのも大変です。ですから、難なく呼吸ができるなら、それだけで十分ではないでしょうか。楽に息が吐ければ、体内の毒素が排出されやすくなります。これはまぎれもなく幸福なことで、健康の証しです。入息・出息をたっぷり味わう、それだけで立派な安らぎと幸福の実践といえます。これによって、心のなかにも周囲にも、安らぎと幸福があることがわかるでしょう。

だれでも苦しみから逃げたいという気持ちを持っています。しかし苦しみがなければ、理解と思いやりを育てることはできません。私なら友人や子どもたちを苦しみのない世界へ送ろうとは思いません。苦のない場所には理解も思いやりも存在しないからです。理解と思いやりがなければ、幸福もありえないのです。

私が住むプラムヴィレッジには、蓮池があります。蓮は泥なしには育ちません。大理石に蓮を植えるわけにはいかないのです。蓮の花が開くためにはどうしても泥が必要であり、理解と思いやりが生まれるためには苦しみが欠かせません。苦しみを抱擁し深く観つめるとき、私たちはそこから多くの学びを得ることができます。

仏教では、「ブッダに帰依する（よりどころとする）」という表現をよく使います。このブッダとは、どこか遠いところにいる人物のことではなく、私たちの内なる気づきと集中と洞察のエネルギーのことです。

私たちは思いやりの種を心のなかに持っています。だれでもときには理解や共感を発揮できるときがありますが、そのエネルギーは自分自身のなかから生まれます。これが内なるブッダのエネルギーです。ブッダはつねにあなたとともにあり、望めばいつでも触れられるところにいるのです。

いつでも、どこにいても、ブッダに触れられる方法のひとつ、それが呼吸です。

数年前、韓国のソウルにいたときのことです。警官隊が交通規制をしいてくれたので、私たちは街中で歩く瞑想をすることができました。しかしいざ瞑想を先導しようというときになって、私は途方に暮れました。カメラを構えた報道陣や一般人がいっせいに押し寄せてきて、スタートすることができず、歩くすきさえないのです。

私はブッダにお願いしました。「もうお手上げです。どうか私の代わりに歩いてください」。ブッダは即座に現われました。そしてブッダが歩み出すと、人々は道を開けて彼をお通ししたのです。

ブッダはあなたのなかにいます。ブッダは呼吸の仕方も優雅に歩む方法もご存知です。あなたが忘れていても、ブッダよ来てくださいとお願いすれば、すぐに駆けつけてくださいます。待つ必要はありません。
このことを忘れないために、私はいくつかの偈《げ》——瞑想のための短詩を書きました。

呼吸の偈　その一

ブッダに呼吸してもらい
ブッダに歩んでもらう
私が呼吸することはない
私が歩むこともない

だれでもときには怠け癖が出ます。人間ですからそれも受け入れましょう。
この偈は、私自身の怠け心への答えで、何でもブッダがしてくださるという意味です。
はじめのうち、私たちと内なるブッダのあいだには区別があります。しかし、ブッダに呼吸と歩むことをお願いすれば、呼吸と歩みを楽しめるようになってきます。

呼吸の偈　その二

ブッダが呼吸している
ブッダが歩んでいる
私は呼吸を楽しむだけ
私は歩みを楽しむだけ

呼吸の偈　その三

ブッダは呼吸
ブッダは歩み
私は呼吸
私は歩み

ふつうは人がいて呼吸があり、人がいるからこそ歩みが成り立つのだと考えられています。しかしじつのところ、歩みや呼吸はそれ自体で完結しており、「私」が歩くことも「私」が呼吸することも不要なのです。

雨を例にとりましょう。「雨が降っている」とか「風が吹いている」という言い方をしますね。降らなければ雨ではなく、吹かないのは風ではありません。ブッダがともにいるとき、呼吸や歩みにも同じことが言えます。私たちはここで、無我のリアリティに触れはじめています。そこでは呼吸だけが生じています。そして歩みだけがあるのです。

呼吸の偈　その四

ここにあるのは呼吸だけ
ここにあるのは歩みだけ
呼吸している人はいない
歩いている人はいない

呼吸の偈　その五

呼吸しながら安らいでいる

歩きながら安らいでいる
安らぎは呼吸
安らぎは歩み

中国の伝統医学では、医師が患者に癒し効果のあるおいしい食物を与えることがよくあります。口にするだけで心地よくなり緊張がほぐれて、癒しがはじまる食べ物です。瞑想も同じです。坐るときには坐ることを楽しみ、息をするときには息を楽しむこと。自分自身が楽しんでいるとき、癒しと変化は自ずから起こってきます。

立ち止まって呼吸に帰り、一瞬一瞬を深く味わうこと、それはすべての先祖のための贈りものです。心安らかな一歩、微笑みながら満ち足りて大地に触れることはとても大切です。瞑想するのはあなただけのためではありません。それによって世界全体が恩恵を受けるのです。

瞑想とは、思考を止めて観察することによって、心の解放に至る道です。私たちは、まるで夢心地で日々を過ごしています。心は過去にとらわれ、未来へ連れ去られています。悲しみや動揺、恐れに縛られ、怒りを手放すことができないので、対人関係もうまくいきません。

「心の解放」とは、こうした状態を変容させ乗り越えていくことで、真の目覚めに至り、喜びに満たされた新たな気持ちで、安らぎと心の平和を実現していくことなのです。このように生きることができれば、人生は価値あるものになるでしょう。その喜びは私たち自身からはじまり、家族や周囲のすべての人々に行き渡るでしょう。

呼吸による完全な
気づきの経典

アーナパーナサティ・スッタ

呼吸による完全な気づきの経典

第1節

ブッダがサーヴァッティ◇1（舎衛城）の東の園[*1]に滞在していたおりに、私が聞いた説法。そこには名だたる高弟たちがたくさん集まっていた。サーリプッタ、マハーモッガラーナ、マハーカッサパ、マハーカッチャーヤナ、マハーコッティタ、マハーカッピナ、マハーチュンダ、アヌルッダ、レーワッタ、アーナンダ[*2]などである。

そのうち長老格の比丘《びく》[◇2]たちは、修行に入って間もない比丘たちを熱心に導いていた。長老にはひとりで十人を教える者、二十人、三十人、または四十人を引き受ける者もいて、新参の比丘たちはしだいに大きな成果を見せるようになった。

それは満月の夜で、雨安居《うあんご》[*3]の終了を告げるパワーラナ式[◇3]（満期の儀

---

*1——東園鹿子母講堂（とうえんろくしもどう）のこと。コーサラ国の長者ミガーラの妻ヴィサーカーが寄進して建てられた寺院。サーヴァッティ（舎衛城）の東にあった。

*2——日本で知られている弟子の名の表記は以下の通り（本文順）。舎利弗（しゃりほつ）、大目犍連（だいもっけんれん）、摩訶迦葉（まかかしょう）、摩訶迦旃延（まかかせんねん）、摩訶倶絺羅（まかくちら）、摩訶劫賓那（まかこうひんな）、摩訶純陀（まかじゅんだ）、阿楼駄（あぬるだ）、離婆多（りはた）、阿難陀（あなんだ）。

*3——僧侶たちが一所に集まって集中的に修行をすることを安居という。おもに雨季の夏に行うことから、雨安居と呼ばれる。ブッダの時代、雨安居は三カ月行われたが、この年には一カ月延長された。ティク・ナット・ハンは、安居に対してリトリート（遁世して修行すること）という英語を当てているが、彼はこのリトリートという言葉を、合宿型の瞑想会に対しても使っている。

式）が執り行われた。目覚めた人ブッダは屋外に坐り、弟子たちがその周りに集まっている。ブッダは彼らを見渡して語りはじめた。

「比丘たちよ、あなたたちの修行が実を結んでいることを知って、私はうれしい。だがさらに向上することができるはずだ。成就されていなかったことが成就され、悟れなかったことは完全に悟ることができる。（あなたたちが修行に打ちこめるよう）私はつぎの満月[◇4]までここに留まることにしよう」

ブッダがサーヴァッティの滞在をひと月延長すると聞き、師のもとで修行をしようとする比丘たちが国中から集まりはじめた。古参の比丘たちは、到着したての入門者にさらに熱心な指導を続けた。ひとりで十人を教える者、二十人、三十人、または四十人を引き受ける者もいた。こうした支えによって、新参者たちもわずかずつながら真実の理解への目が開かれていったのだ。

つぎの満月がやってきた。ブッダは屋外に坐り、集まった比丘たちを見渡して語りはじめた。

「比丘たちよ、この集いは清らかで善なるものだ。どこをとっても無駄口や高慢な口をきく者は見当たらない。それゆえ、この場所は、布施を受けるに値し、人々が功徳を積むための豊かな土地（福田《ふくでん》）◇5と思ってもらえるだろう。このようなサンガは滅多にない。どんなに遠くに住む者でも、ここを目指してはるばるやって来るだけのことはあったと思うに違いない。

比丘たちよ、ここにはあらゆる煩悩の根を断ち、心の重荷をすべて降ろし、正しい理解（正智）と心の解放（悟り）に至る阿羅漢果《あらかんか》◇[6]を達成した比丘たちがいる。またここには最初の五つの心の固まり◇[7]を断ち切り、二度と生と死の輪廻に戻ることのない（不環果《ふげんか》）比丘たちがいる。

またここには最初の三つの心の固まりを打ち捨て、一度に限って輪廻を行う比丘たちもいる（一来果《いちらいか》）◇[8]。貪欲、憎しみ、無智を断ち切り、生死の輪廻に一度だけ戻ればいい者たちだ。これらを打ち捨てたあげく、真の目覚めの域をたゆむことなく目指す流れのなかにいる者たちもいる（預流果《よるか》）◇[9]。

また「四種の気づきの確立」（四念処◇[10]）を修行する者があり、「四種の正しい努力」（四正精進◇[11]）を修行する者、「四種の成就の基盤」（四神足）を修行する者がある。「五つの能力」（五根◇[12]）の修行、「五つの力」

（五力）の修行、「目覚めの七つの要因」（七《しち》覚《かく》支《し》）の修行、「八つの聖なる道」（八正道）の修行を行う者がある。また「慈しみ」（慈◇13）の修行、「思いやり」（悲）の修行、「喜び」（喜）の修行、「平静さ」（捨）の修行を行う者がある。そして「九つの観想」（九相観◇14）や「無常の観察」（無常観）の修行をする者もいる。さらにまた、すでに「呼吸による完全な気づき」の修行をしている者もいるのだ」

第二節

「比丘たちよ、この呼吸による完全な気づきの方法をたゆみなく修行し深めていくならば、大いなる成果と利益がもたらされる。四種の気づきの基盤の修行は実を結ぶだろう。四種の気づきの基盤をたゆみなく修行し深めていくならば、七覚支の修行も成就する。七覚支をたゆみなく修行し深めていくならば、理解が目覚め、心の解放に至るのだ。

呼吸による完全な気づきの方法をたゆみなく修行し深めていくことによって成果を上げ、大いなる利益を得るためにはどうすればよいのだろう。

比丘たちよ、このように行いなさい。修行者は森へ行く、または木の根方や人気のない場所を探す。そして蓮華坐*を組んで安定して坐り、背筋をまっすぐに保ち、このように瞑想する。

『息を吸いながら、息を吸っていることを知る。息を吐きながら、息を吐いていることを知る』

一　長く息を吸いながら、長く息を吸っていることを知る。長く息を吐きながら、長く息を吐いていることを知る。

二　短く息を吸いながら、短く息を吸っていることを知る。短く息を吐きながら、短く息を吐いていることを知る。

*――結跏趺坐（けっかふざ）のこと。座位で両脚を組んで、それぞれの足を互い違いに両太腿に乗せる姿勢。もっとも安定した坐り方と言われる。

三　息を吸いながら、全身に気づく。息を吐きながら、全身に気づく。このように瞑想する。

四　息を吸いながら、全身を静める。息を吐きながら、全身を静める。このように瞑想する。

五　息を吸いながら、喜び[◇15]を感じる。息を吐きながら、喜びを感じる。このように瞑想する。

六　息を吸いながら、幸福を感じる。息を吐きながら、幸福を感じる。このように瞑想する。

七　息を吸いながら、思いの形成に気づく。息を吐きながら、思いの形成に気づく。このように瞑想する。

八　息を吸いながら、思いの形成を静める。息を吐きながら、思いの形成を静める。このように瞑想する。

九　息を吸いながら、心に気づく。息を吐きながら、心に気づく。このように瞑想する。

十　息を吸いながら、心を幸福で満たす。息を吐きながら、心を幸福で満たす。このように瞑想する。

十一　息を吸いながら、心を集中させる。息を吐きながら、心を集中させる。このように瞑想する。

十二　息を吸いながら、心を解放する。息を吐きながら、心を解放する。このように瞑想する。

十三　息を吸いながら、あらゆる現象（法《ダルマ》）の無常の本質を見つめる。息を吐きながら、あらゆる現象の無常の本質を見つめる。このように瞑想する。

十四　息を吸いながら、欲の消滅◇[16]を見つめる。息を吐きながら、欲の消滅を見つめる。このように瞑想する。

十五　息を吸いながら、終息◇[17]（涅槃《ねはん》）を見つめる。息を吐きながら、終息を見つめる。このように瞑想する。

十六　息を吸いながら、放棄◇[18]を見つめる。息を吐きながら、放棄を見つめる。このように瞑想する。

呼吸による完全な気づきをこの導きに従ってたゆみなく修行し深めていくならば、成果を上げ、大いなる利益を得ることができるだろう」

第三節

「呼吸による完全な気づきをたゆみなく修行し深めていくことによって、四種の気づきの確立の修行の成果を得るにはどうすればよいのだろう。

瞑想する者が、呼吸や全身に意識を向けつつ、または全身が静まり安らいでいることを確認しながら、長く息を吸い吐く、または短く息を吸い吐くとき、根気強く、気づきに満ち、自分の状態をはっきりと把握し、今生への執着や嫌悪感をことごとく超越して、安らぎながら身体《しんたい》における身体の観察を持続することができる。完全に呼吸に気づきながら行うこの練習は、第一の気づきの確立――身体への気づきに含まれる。

瞑想する者が、喜びや幸福感に意識を向け、思いの形成に気づきながら、または思いの形成を和らげようと息を吸い、息を吐くとき、根気強く、気づきに満ち、自らの状態をはっきりと把握し、今生への執着や嫌悪感をことごとく超越して、安らぎながら感覚における感覚の観察を持続することができる。完全に呼吸に気づきながら行うこの練習は、第二の気づきの確立――感覚への気づきに含まれる。

瞑想する者が、心に気づきながら、または心を幸福感で満たし、集中して心を統合するために、そして心の束縛を解いて解放するために、息を吸い、息を吐くとき、根気強く、気づきに満ち、自らの状態をはっきりと把握し、今生への執着や嫌悪感をことごとく超越して、安らぎながら心における心の観察を持続することができる。完全に呼吸に気づきながら行うこの練習は、第三の気づきの確立——心への気づきに含まれる。

呼吸による完全な気づきがなければ、安定して瞑想することも理解を深めることもかなわない。

瞑想する者が、息を吸い、息を吐きながら、無常の本質や欲の消滅の本質、終息や放棄などを深く観察するとき、根気強く、気づきに満ち、自らの状態をはっきりと把握し、今生への執着や嫌悪感をことごとく超越して、安らぎながら心の対象における心の対象の観察を持続することができる。完全に呼吸に気づきながら行うこの練習は、第四の気づきの確立——心の対象への気づきに含まれる。
呼吸による完全な気づきをたゆみなく修行し深めていくならば、四種の気づきの確立を完全に成就することができるだろう」

第四節

「さらに、四種の気づきの確立をたゆみなく修行し深めていけば、目覚めの七つの要因（七覚支）の達成は揺るぎないものになる。どうすれば、それが可能になるのだろうか。

瞑想する者が、身体における身体の観察、感覚における感覚の観察、心における心の観察、心の対象における心の対象の観察を、気をそらさずに持続することができ、さらに根気強く、気づきに満ち、自らの状態をはっきりと把握し、今生への執着や嫌悪感をことごとく超越するなら、またその瞑想が揺るがず安定して平静なものであるなら、その者は最初の目覚めの要因――気づき（念）を達成する。この要因が磨かれれば、それはやがて完成に至るであろう。

瞑想する者が、気をそらさずに瞑想の安定を確かなものにし、生起する現象（法《ダルマ》）――心の対象の一つひとつをつぶさに識別することができれば、内面に目覚めの第二の要因――現象の識別力（択法《ちゃくほう》）が生まれ、育ちはじめる。この要因が磨かれれば、それはやがて完成に至るであろう。

瞑想する者が、気をそらさずに現象の一つひとつをたゆみなく、根気強く、しっかりと観察し識別することができれば、内面に目覚めの第三の要因——活力（精進《しょうじん》）が生まれ、育ちはじめる。この要因が磨かれれば、それはやがて完成に至るであろう。

瞑想する者が、安定ししっかりとした瞑想の流れに身を浸す境地に至れば、内面に目覚めの第四の要因——喜び（喜《き》）◇[19]が生まれ、育ちはじめる。この要因が磨かれれば、それはやがて完成に至るであろう。

瞑想する者が、気を散らすことなく喜びの状態にとどまれれば、身心は軽く、安らぎに満たされる。この段階で、目覚めの第五の要因——安らぎ（軽安《きょうあん》）が生まれ、育ちはじめる。この要因が磨かれれば、それはやがて完成に至るであろう。

身体と心がともに安らげば、瞑想する者が集中に入ることはたやすい。この段階で、内面に目覚めの第六の要因――集中力（禅定《ぜんじょう》）が生まれ、育ちはじめる。この要因が磨かれれば、それはやがて完成に至るであろう。

瞑想する者が、深い静けさのうちに集中を持続するとき、物事の区別や比較◇[20]は消滅する。この段階で、内面に目覚めの第七の要因――無執着（捨《しゃ》◇[21]）が放たれ、生まれ、育ちはじめる。この要因が磨かれれば、それはやがて完成に至るであろう。

これが、四種の気づきの確立をたゆみなく修行し深めることで、目覚めの七つの要因の達成を揺るぎないものにする道筋である」

第五節

「目覚めの七つの要因をたゆみなく修行し深めることで、真の理解をあますところなく達成し、完全な解放に至るには、どうすればいいのだろうか？

瞑想する者が、世塵を離れて静かに暮らし、欲の消滅を観察し瞑想しながら、目覚めの七つの要因の道を修行するなら、無執着（捨《しゃ》）の本質が開花する。これが目覚めの七つの要因の道の修行の成果であり、真の理解をあますところなく達成し、完全な解放に至る方法である」

第六節

目覚めた人である世尊は、こう説法された。その場に集まった者たちはみな、その教えを賜って、感謝にあふれ歓喜した。

――マジマ・ニカーヤ（中部）一一八経　パーリ語より翻訳

原注

◇1――サーヴァッティ　ブッダの出生地であるカピラヴァストゥの約一二〇キロ西にある、コーサラ国の首都。

◇2――比丘（びく）　男性の出家者。

◇3――パワーラナ式　毎年の三カ月にわたる雨安居の締めくくりに執り行われる儀式。儀式に参加する僧は、修行と自己研鑽のため、安居中に自分の至らなかった点を仲間から指摘してもらうことになっていた。
太陰暦では、満月が一カ月の終わりである。アッサユジャ月（十月頃）の最終日に行われることが多かったパワーラナ式だが、この教えが説かれた年に限ってブッダが安居を四カ月に延長したので、儀式もカッティカ月（十一月頃）の最終日に変更された。

◇4――つぎの満月　安居の四カ月目（カッティカ）の満月は「コームディ」、または白蓮の日と呼ばれる。コームディとは晩秋に開く白蓮の一種のことである。

◇5――福田（ふくでん）　よく肥えた土地に種をまくように、良き僧団に布施をすることは価値のある行為である。

◇6――阿羅漢（あらかん）　初期仏教におけるもっとも高い悟りの段階。阿羅漢とは、敬意と布施を受けるに値するという意味。ここに到達した者は、あらゆる苦の原因を滅し、生死の循環に縛られない状態にある。果とは成就のこと。

煩悩（クレーシャ）の原因は、心を縛るロープにたとえられ、貪欲、怒り、無智、侮蔑、疑い、謬見（貪、瞋、癡、慢、疑、悪見）などである。また、これらは漏（アーサヴァ）とも言われ、苦、痛み、心の毒、輪廻の根本原因である貪欲、謬見、無智などである。

◇7――最初の五つの心の固まり　十煩悩（サムヨジャーナ）とは、一、自分自身への誤った見解　二、ためらい　三、禁忌や儀式などの迷信へのこだわり　四、貪欲　五、怒りと憎しみ　六、物質界への欲求　七、無形の世界への欲求　八、傲慢　九、動揺　十、無智。これらの結び目によって私たちは、この世に縛り付けられ、閉じ込められている。大乗仏教では、この十種の心の固まり（煩悩）は、以下の順で記されることが多い。貪欲（とんよく）、瞋恚（しんに）、愚癡（ぐち）、憍慢（きょうまん）、疑（ぎ）。そして身見（しんけん）、辺見（へんけん）、邪見（じゃけん）、見取見（けんしゅけん）、戒禁取見（かいごんじゅけん）である。はじめの五つを五鈍使といい、あとの五つを五利使と呼ぶ。

◇8――一来果（いちらいか）　不還果のひとつ手前の段階。一来果に達した者は、生死の輪廻にもう一度だけ戻ると言われる。

◇9――預流果（よるか）　四番目に位置する「果」であり成就のこと。預流果に達した者は、悟りの大海へと向かう目覚めた心の流れへ入ったと言われる。

◇10――四種の気づきの確立（四念処）　一、身体における身体の気づき　二、感覚における感覚の気づき　三、心における心の気づき　四、心の対象における心の対象の気づき。くわしくは、『ブッダの〈気づき〉の瞑想』（野草社）を参照。

◇11――**四正精進**（四正断）一、過ちが起こるような状況を許さない（断断）。二、過ちが起こってしまったら、それを滅すべく手段を講じる（律儀断）。三、まだ生じていない正しい行いを起こす（随護断）。四、正しい行いをさらに育て、それが持続するように努力する（修断）。

四種の成就の基盤（四神足）　心を強靭に保つために必要な四つの道。勤勉（欲神足）、活力（精進神足）、完全な気づき（心神足）、観察（観神足）。

◇12――**五つの能力**（五根）　五種の潜在的な能力のこと。一、確信（信根）二、活力（精進根）三、気づき（念根）四、集中（定根）五、智慧（慧根）。

五つの力（五力）　五根と同じ内容だが、行動力に重きが置かれている。

目覚めの七つの要因（七覚支）　一、完全な気づき（念覚支）二、法の識別（択法覚支）三、活力（精進覚支）四、喜び（喜覚支）五、安らぎ（軽安覚支）六、集中（定覚支）七、無執着（捨覚支）。これらは経典の第四節にくわしい。

八つの聖なる道（八正道）　一、正しいもののとらえ方（正見）二、正しい意志（正思惟）三、正しい言葉（正語）四、正しい行動（正業）五、正しい生活（正命）六、正しい修行の努力（正精進）七、正しい気づき（正念）八、正しい集中（正定）。

以上の四種の気づきの確立から八つの聖なる道まで、三十七の修行法を合わせて、目覚めを構成する要素（三十七菩提分法）と呼ぶ。

◇13――**慈しみ**（慈）、**思いやり**（悲）、**喜び**（喜）、**平静さ**（捨）　いかなる障害からも自由な、四つのすばらしく尊い精神状態。合わせて四無量心（しむりょうしん）と呼ばれる。慈は、喜びを与えること。悲は、苦しみを取り除くこと。喜は、自分自身と他者に幸福を与え、苦しみを防ぐこと。捨は、放棄することであり、損得を考えず、思い込みにしがみつかず、怒りや悲しみに執着しないこと。

◇14――**九つの観想**（九相観）　死体が膨張し塵になるまで、その分解の九つの過程を深く見つめる瞑想。

◇15――**喜びと幸福**　パーリ語のピーティは「喜」と訳され、スカは「幸福（楽）」と訳される。この両者を比較するのによく引き合いに出されるたとえがある。つまり砂漠を旅する者が、冷たい流れを発見したときに感じるのが「喜」であり、その水を飲んで体験するのが「幸福（楽）」である。

◇16――**消滅**（または衰退）　一つひとつの現象の色や味が薄れ、徐々に分解していくこと。同時に欲の色や味が薄れ、徐々に分解していくこと。消滅をパーリ語でヴィラーガというが、ラーガは色や着色のことであり、同時に欲をも意味する。ゆえにヴィラーガは、色と欲がともに褪せていくことを意味する。

◇17――**終息**（または解放）　ここではあらゆる思考、概念、謬見、そしてこれらをもとにした苦しみの終わりを意味する。

◇18――**放棄**（または断念）　あらゆる思考や、幻想であり実体がないと思われる概念や物事を手放すことを意味する。

◇19――**喜び**（喜）　欲という感覚の領域には見出すことのできない大いなる喜びをさす。

◇20――区別や比較　たとえば、主体を対象と区別すること、自分が好むものと嫌うもの、得るものと失うものとを比較すること。

◇21――無執着（捨）　主客、好悪、得失などの区別や比較を手放すという概念は重要である。大乗仏教では、この哲学が大きく進展した。

呼吸の瞑想

第一節

はじめに

「呼吸による完全な気づきの経典」は、六つの部分に分けられます。

最初の部分は、ブッダがこの説法を行ったときの状況を描いています。ここでは、サーヴァッティの町の近郊の豊かな森に囲まれた広大な東の園にブッダが滞在していたおりに、集まっていた弟子たちの様子を知ることができます。その当時ブッダのもとにいた出家者たちの数は、四百人を超えていたと言われています。長老たちはそれぞれ、新参の比丘を十人、二十人、三十人、または四十人も受け持っていました。

毎朝坐る瞑想のあと、弟子たちは集まり、托鉢のための鉢を抱えて町まで出かけました。太陽が中天にかかる正午までに、彼らは精舎に戻って食事をはじめます。ときには比丘たちは分かれて、王宮や大人数を受け入れられるだけの大きさを持った後見人の長者の邸宅に招かれました。

貧しい在家の者は、道端で比丘たちを待ち受けることで、布施することができました。また比丘たちに食物を渡すために、園まで出向く者もいました。

ブッダと弟子たちは、昼前に一回だけ食事をとります。精舎には調理道具も火もありません。比丘たちは、現在多くの仏教国で行われているような、葬儀を取り仕切ったり一般人が病気になったり亡くなった際に祈禱するという役割は持っていませんでした。

そのかわり、施される食事の前や後に、施主に対して簡単な説法をしていました。比丘たちは学びながら実践するという調和のとれた生活をしていたので、その話は明解で力強いものでした。

ブッダは、日がまだ高いうちに、木々が生い茂る影で弟子たちに説法をしました。または、この経典に書かれているような月が十分に明るい夜に、法話を授けることもありました。

以前にもブッダは、呼吸による完全な気づきの瞑想について、幾度となくさまざまな観点から説いていましたが（すでに多くの弟子がそれを修行していた）、この夜の説法こそが、その瞑想法の全体がそっくり伝授された最初の機会だったと考えられます。多くの入門僧たちを含めて、国中から集まった出家が精舎にあふれていたので、ブッダはその機会を選んだのでしょう。

東の園に滞在するブッダと弟子たちの安居《あんご》（修行期）は、その年ふだんより一カ月延長されて四カ月に及びました。それによって国中のさまざまな地域から来た弟子たちが一堂に会する機会を得たのです。また、多くの出家がそこに残ることができたのは、彼らが東の園に属する僧たちよりも一カ月早く雨安居を終えたからでした。ブッダが呼吸による完全な気づきの教えを説いた夜、集まった弟子たちは千人にものぼったと思われます。

第二節

十六の呼吸による気づきの瞑想

ここからが経典の核心になります。ここでは、四種の気づきの確立と対照させながら、完全な気づきの十六通りの呼吸瞑想法についてくわしく解説していきます。

はじめの四つの呼吸瞑想

「息を吸いながら、息を吸っていることを知る。息を吐きながら、息を吐いていることを知る」

一　長く息を吸いながら、長く息を吸っていることを知る。長く息を吐きながら、長く息を吐いていることを知る。

二　短く息を吸いながら、短く息を吸っていることを知る。短く息を吐きながら、短く息を吐いていることを知る。

三　息を吸いながら、全身に気づく。息を吐きながら、全身に気づく。

四　息を吸いながら、全身を静める。息を吐きながら、全身を静める。

完全な気づきの呼吸瞑想のはじめの四つは、自分自身の身体《しんたい》に戻り、それを深く見つめ慈しむ瞑想です。日々の生活で自分の体《からだ》に調和とくつろぎを与え、体と心の統合に努めることは欠かせません。決して体をいじめたり無理をさせることがないようにと、ブッダは教えています。

瞑想一と二で、気づきの対象になるのは呼吸です。この場合の主体は心で、対象が呼吸になります。短い、長い、重い、軽いなど、呼吸はさまざまです。

こうして気づきの練習をすると、呼吸が心に影響し、心が呼吸に影響することがわかります。これによって心と呼吸はしだいにひとつになります。そうすると、呼吸が身体のひとつの相であり、呼吸への気づきは身体への気づきと同じであることもわかってくるでしょう。

瞑想三では、呼吸は身体の一部分ではなく全体とつながっています。呼吸への気づきは、同時に全身への気づきなのです。ここでは、心と呼吸と、全身はひとつになっています。

瞑想四では、身体の活動が静まってきます。呼吸が静まると、体も心も静まります。心、呼吸、身体が等しく静まるのです。

この四つの呼吸の瞑想によって、身体と心がひとつであること（身心一如《しんじんいちにょ》）がよくわかるでしょう。呼吸は、心の静けさと平静さを培うとてもすぐれた手段なのです。

◎二番目の四つの呼吸瞑想

五　息を吸いながら、喜びを感じる。息を吐きながら、喜びを感じる。
六　息を吸いながら、幸福を感じる。息を吐きながら、幸福を感じる。
七　息を吸いながら、思いの形成に気づく。息を吐きながら、思いの形成に気づく。
八　息を吸いながら、思いの形成を静める。息を吐きながら、思いの形成を静める。

つぎの四つの呼吸瞑想は、自分自身の感覚に戻り、喜びと幸福感を育て、苦しみを変化させる瞑想です。感覚はあなた自身です。あなたがその面倒をみてあげなければ、だれが代わってくれるでしょうか。私たちは、日常的に苦しみを抱えて生きています。だから、どうすればそうした苦痛の世話ができるか知る必要があるのです。

先生や友人の支えは、ある程度力になります。それでも取り組むのは自分です。身体と感覚は自分自身の領土です。その王や王女である私たちは、自分が治める土地に責任があるのです。

瞑想五を練習することで、快、不快、中性の感覚*に触れることができます。意識的な呼吸と身体の鎮静（瞑想四）を実践することで、喜びと心地よさが生まれてきます。

瞑想六では、安らぎと幸福感に変化する喜びに完全な気づきを向けます。瞑想七と八では、身体的現象（身行：カーヤ・サンスカーラ）、または心的現象（心行：チッタ・サンスカーラ）から起こってくるすべての感覚に注意を向けていきます。

*——禅では一般に、楽、苦、不苦不楽という。

心の働きには、感覚と知覚が含まれます。あらゆる体と心の活動に気づいていれば、どんな感覚も見逃すことはありません。

瞑想八では、身体と心を静め、さらにそれらに安らぎをもたらします。この段階では、身体、心、感覚と呼吸とが、完璧に一体になり切ることが可能です。

三番目の四つの呼吸瞑想

九　息を吸いながら、心に気づく。息を吐きながら、心に気づく。

十　息を吸いながら、心を幸福で満たす。息を吐きながら、心を幸福で満たす。

十一　息を吸いながら、心を集中させる。息を吐きながら、心を集中させる。

十二　息を吸いながら、心を解放する。息を吐きながら、心を解放する。

この三番目の四つの呼吸瞑想は、心——ここでは心の活動に関わる瞑想です。唯識派の仏教心理学は、五十一種の心の機能（心行：チッタ・サンスカーラ）をあげています。この瞑想は、有益な思いの形成に対してはそれを育て、無益な思いの形成はそれにじかに触れて変化させるというように、どのような思いが生じても、それらと取り組むことができるように助けてくれます。

この形成される思いの数々もまた私たちの領土です。意識の奥底には、ふだんあまり触れることのない種がたくさん埋もれています。愛情、理解、思いやり、喜び、正誤を見分ける眼、人の言葉をよく聴く耳、非暴力、無智や嫌悪や執着などを克服する意思——これらの種です。気づきの瞑想の実践と、導き手や瞑想仲間の支えがあれば、私たちはそうした内なる性質を見つけ出し、やがてそれらが美しい花を開かせるよう養っていくことができるのです。

内なる領土を調べていくうちに、そこには破壊的な性質も見つかるでしょう。

怒り、絶望、疑い、傲慢、その他の自分自身を苦しめる心の働きです。こうしたネガティブな性質に目を向けることは辛く、自分に立ち返るのは気が進まないものです。しかし気づきの呼吸の助けがあれば、自分の領土を生き返らせ、大切に世話することに全力を投じられるようになるでしょう。

瞑想十では、心を幸福感で満たします。心が悲しみや心配事で占められているときより、安らかで幸福なときのほうが、集中力が発揮できるからです。自分が瞑想する機会に恵まれていること、この瞬間より貴重なひと時はないことは、すでにおわかりでしょう。穏やかな気持ちで今ここに意識を置くことができれば、信頼、思いやり、良心、平静さ、解放などの内なる種に触れるたびに、大きな喜びが湧いてきます。

こうした種は私たちの意識の奥底に埋もれていますが、それが芽吹くためには、呼吸に意識を向けつつ種に触れ、水を与えるだけでいいのです。

心によって心を観察する瞑想十一によって、集中力は深まります。心は呼吸そのものです。心は、光を投げかける主体と光を受け取る対象が、ひとつに結ばれるところです。そのとき心は安らかで幸福に満ちています。心は意識が照らし出される場であり、集中を作り出す力です。今この瞬間に現われる思いはどんなものでも、意識の集中の対象になります。

心がまだ縛られているなら、瞑想十二によって、それを解放し自由にできます。心を縛っている原因は、過去や未来に、または隠れた欲求や怒りなどにもあります。明晰な意識で見つめれば、あなたを縛りつけ、心の解放と安らぎをはばんでいる精神的な結び目を探し出すことができるでしょう。その結び目をゆるめ、心を縛っているロープを解くこと、それがここでの取り組みです。完全な気づきに満ちた呼吸は、観察の光を心のなかまで投げかけ、心を光で満たし解放します。恐れ、怒り、心配などの思いの本質を深く見つめれば、理解が生まれ、理解によって私たちは自由になるのです。

◎四番目の四つの呼吸瞑想

十三　息を吸いながら、あらゆる現象（法《ダルマ》）の無常の本質を見つめる。息を吐きながら、あらゆる現象の無常の本質を見つめる。

十四　息を吸いながら、欲の消滅を見つめる。息を吐きながら、欲の消滅を見つめる。

十五　息を吸いながら、終息（涅槃《ねはん》）を見つめる。息を吐きながら、終息を見つめる。

十六　息を吸いながら、放棄を見つめる。息を吐きながら、放棄を見つめる。

心をその対象から切り離すことはできません。心は、意識、感情、執着、嫌悪など、さまざまな状態になりえます。意識というとき、それはつねに何かについての意識であり、感情もつねに何かについての感情です。愛するとき、憎むとき、どちらの場合も何かを相手にしています。この「何か」というのが心の対象です。

対象がなければ心は生起しません。対象が存在しなければ、心も存在できません。心は意識の主体にもなれば、同時に意識の対象にもなりえます。呼吸、神経系、感覚器などの生理的現象、感情、思考、意識などの心理的現象、土、水、草、樹木、山、川などの物理的現象はすべて心の対象であり、心それ自体なのです。これらをひっくるめて「法《ダルマ》」と呼んでいます。

瞑想十三は、生理的、心理的、物理的な分野にわたるすべての存在の、変化し続ける無常の本質に光をあてます。呼吸も永続はしません。無常の本質を見抜くことはとても大切です。それによって、あらゆるものは独立して存在しないこと（無我）、互いに関わり合い影響し合っていること（相依相即《そうえそうそく》）を知るための道筋が開けるからです。

瞑想十四は、欲の本質を見究めるためにあります。これによって、すべての現象（法《ダルマ》）が休みなく崩壊の過程をたどっていることが見え、自分自身の生理的・心理的な要素も含むあらゆる事物を、欲の対象として、または自分とは別の存在として執着する思いにとらわれることがなくなるのです。

瞑想十五は、あらゆる概念に執着しようとする思いから自由になり、心が解放され幻想が消滅したことから生まれる深い喜びに気づくための瞑想です。

瞑想十六は、無智と貪欲といった心の重荷を残らず下ろし、我《が》への執着を手放す道を明らかにします。執着を手放せたとき、心の解放はすでに実現しています。

この十六の呼吸瞑想を学び実践するときには、自分なりの工夫をしてみてください。集中力を高めるのに最適なはじめの四つの方法を、瞑想するたびに取り入れれば、確かに効果があります。しかしこの十六のすべてを、いつもこの順番通りに行う必要はありません。たとえば十四番目の瞑想だけを数日、もしくは何カ月か続けてもかまわないのです。

これらの瞑想法はすべてシンプルに見えますが、大きな効果をもたらします。深い体験が得られるかそれほどでもないかは、一人ひとりの経験によっても違います。

ブッダは新しい理論を生み出そうとしたわけではなく、瞑想の初心者を戸惑わせようともしていません。彼は、無常、欲の消滅、終息、放棄といった、シンプルな言葉を選んでいます。

無常という言葉を深く観ていくと、それが無我、空、相互存在、非一相（アラクシャナ：独立した存在はない）、無願（アプラニヒタ：未来にあてを作らない）などの意味を含むことがわかります。それゆえ、瞑想の歩みを照らし、解放へと導いていく要素を深く見つめることがとても重要なのです。

第三節

四種の気づきの確立（四《し》念《ねん》処《じょ》）

ブッダは、十六通りの意識的な呼吸の瞑想法を説いたあと、四種の気づきの確立（四念処）と目覚めの七つの要因（七覚支）にも触れました。この世に存在するものはすべて、物質（身体）、感覚、心、心の対象という、四種の気づきの確立のうちのどれかにあてはまります。「心の対象」は、「諸法」、つまり「存在するものすべて」とも言い換えられます。ですから、四種の確立のすべてが心の対象になるのです。

この経典によって、呼吸を意識しながら四種の確立に完全に気づく瞑想を行うことができます。四種の気づきの確立を全体的に理解するためには、「四念処経*」を参照してください。

経典の第三節には、「身体において身体を観察する」、「感覚において感覚を観察する」、「心において心を観察する」、「心の対象において心の対象を観察する」という表現が出てきます。「観察による瞑想」(観想)では、観察の主体と対象は分かれていないという認識が鍵です。科学者はふつう、自分自身と観察し測定する対象を区別しますが、瞑想を学ぶ場合には、主客の境界を取り去るよう努めるべきです。

観察するとき、観察者は〈対象そのもの〉です。この場合の鍵は「非二元」です。「身体において身体を観察する」とは、観察している最中に、対象から距離をとった観察者として自分の体を外側から眺めるのではなく、観察する対象そのものと百パーセント一体になることを意味します。リアリティを深く見つめ、じかに体験するためには、これ以外の道はありません。

*——原注10(四九ページ)を参照。

「観察による瞑想」では、身体と心には境界がなく、瞑想の主体と対象もひとつです。リアリティを細かく切り分ける、分別《ふんべつ》の刃も使いません。瞑想する者は分離した観察者ではなく、対象に完全に没入する参加者になるのです。

観察の瞑想では、「根気強く、気づきに満ち、自分の状態をはっきりと把握し、この生への執着や嫌悪感をことごとく超越する」ことによって、身体、感覚、心、すべての存在——四種の確立のそれぞれにどのような変化があるのかはっきりと気づいていきます。このとき「生」というのはあらゆる存在と同じです。

すべての存在にかたくなに執着すること、またはそれらをことごとく拒絶することと、どちらも明晰な気づきの心の不在を表わしています。この執着と嫌悪の克服が、観察の瞑想を行うためには不可欠です。

四種の気づきの確立は「四種の気づきの基盤」とも呼ばれますが、それはその四つの要素が〈今ここ〉に意識をつなぎとめる能力の土台となっているからです。

存在の第一の基盤は、身体（色《しき》）です。気づきの呼吸によって、私たちは身体に戻ることができます。自分の体との調和を取り戻し、体をやさしく扱い、体を深く見つめてそれを理解するようになり、変化と癒しをもたらすことができるのです。

存在の第二の基盤は、感覚（受《じゅ》）です。私たちは、日頃から自分の感覚を気にも留めずに過ごしています。気づきの呼吸は感覚に意識を連れ戻し、受容と調和をもたらし、その本質を深く見つめることを通して理解を深めさせてくれます。

気づきの呼吸の練習を積み重ねれば、自分の感覚を気づかい、静め、変化させ、癒すことができるようになります。感覚と身体とはしっかりと結びついています。身体から感覚だけを取り出すことも、感覚から身体のみを取り出すこともできません。どちらも密接に関わりながら存在（相互存在）しているのですから。

存在の第三の基盤は、思いの形成です。「形成」とは、さまざまな要素によって条件づけられる物事のことです。花は物理的な形成物であり、いくつかの要素でできています。それらの要素が集まったとき、初めて花が現われます。

その要素のなかには太陽の光も見えます。花という存在に深く触れるとき、陽光にも触れています。花から陽光だけを取り去ることはできません。それを無理強いすれば、花はしおれてしまい、存在できなくなるでしょう。花と陽光は、「相互存在」しているのです。

一輪の花に深く触れるとき、私たちは同時に、空の雲にも触れています。花のいちばん源には雲があるので、花から雲だけを取り去ることはできません。雲と花とは、相互存在しているのですから。

さらに洞察を進めていくと、花には土、鉱物、空気、その他のあらゆるものが含まれていることがわかります。そうした要素が残らず集まって、「花」と呼ばれる形を存在させているわけです。形成された事物は永続しません（無常）。構成条件のひとつでも満たされなければ、形成物は分解してしまいます。花が消えうせるように。

物理的な形とは別の現象もあります。たとえば恐れです。恐れは心によって作られるものです。それは、無智などのいくつかの要素から成り立っています。絶望、苦悩、執着、愛情、さらに気づきも、すべて心が作るのです。私が学んだ学派では、これらの心的形成には五十一種あると教えていました。

気づきの呼吸を行えば、心にさまざまな思いが浮かび上がるたびに、それをつぶさに見つめることができるようになります。恐れが姿を現わすこともあるでしょう。そのとき気づきの呼吸があれば、あらためて恐れを見つめ直し、抱きしめることもできます。その本質をよく見究めれば、恐れとの新しい関係性を取り戻せるのです。

うまくいけば恐れは静まり、深く見つめることによって、その本質をつかむことができます。恐れの洞察は、恐れを変化させてくれるのです。怒り、絶望、動揺、焦燥感など、あらゆる思いについても、まったく同じです。焦燥感がある種のエネルギーの形で現われ、心の安らぎをかき乱すことがあります。そうなると心から健やかさは消え失せます。

焦燥感が心に生まれたら、気づきの呼吸を行ってその感覚に意識を戻しましょう。そして、ていねいに、やさしく、愛情をこめて抱きしめます。この瞑想には、ふたつの部分があります。まず静めること、つぎに深く見つめることです。こうして心に形成された思いを静め、深く見つめ、その奥深くにある原因を探し出すのです。

気づきのエネルギーに包みこまれたとき、思いはしだいに静まっていくという性質を持っています。気づきをそのまま持続すれば、対象を深く観ることができるようになります。そのとき必要な洞察が働きはじめ、どのような諸条件が自分のなかにその感覚を作り上げたのか、が見えてきます。これが、パーリ語でヴィパッサナ、サンスクリット語ではヴィパシャナと呼ばれる「深く見通す（観）」瞑想です。

存在の第四の基盤は、認知です。苦しみの原因のほとんどは、もののとらえ方の誤りにあります。私たちは、リアリティの本質を正しく見抜くことができません。気づきの呼吸によって自分に立ち返れば、認知とはいったい何なのか探究することができるようになります。認知の本質をつぶさに観ていくと、苦しみの理由や、恐れや絶望が生まれる原因が姿を現わしてきます。

自分の認知の特性を深く見つめる瞑想が身につけば、そこで得た洞察が、苦しみ、悲しみ、恐れから解放してくれます。こうしてリアリティの本質を見抜き、花の本質を、身体の、感覚の、または思いの形成の本質を見抜く瞑想を行います。物質、感覚、思いの形成という現象のすべてが、認知の対象になるのです。

感覚から物質（身体）だけを取り去ること、また物質から感覚だけを取り去ることはできません。思いの形成や認知でも同様です。存在の四つの基盤――物質（身体）、感覚、思いの形成、認知は、たがいに関わり合って存在（相互存在）しています。そのどれかひとつを、他の三つから切り離すことは不可能です。

深く見つめるすべを身につければ、現実をあるがままの姿で捉えなおすことができます。それによって勘違いや錯誤からくる認知から自由になることができます。これが、理解を通して自由になり、真実を知ることで救われる道なのです。

神の恩寵になぞらえるなら、ここでは智慧、認識、理解が恩寵です。だれでも無智、嫉妬、怒りなどによって苦しんだことがあるでしょう。嫉妬や怒りは、自分が苦しむ理由がわからないという無智からやってきます。嫉妬への理解が生まれれば、その瞬間から怒りは和らぎはじめます。

ですから、理解には心を解放する働きがあるのです。瞑想を行うのは、この解放をうながす洞察を手に入れるためです。だから認知が大きな鍵になるのです。もう一度自分の認知の仕方を振り返り、その本質を見つめる取り組みをしていきましょう。

第四節

目覚めの七つの要因（七覚支）

経典の四節でブッダは、目覚めの七つの要因のそれぞれが生まれ、発展し、完成する過程を、それらを意識的な呼吸と組み合わせて持続させる方法に触れながら説いています。

一　高度な意識の集中こそ「目覚めの要因」の中心である。それは、気づいていることであり完全に目覚めていることだ。この集中を深め持続することができれば、あらゆる存在に光を投げかけはっきりと観る〈観の瞑想〉はうまくいくだろう。〈念覚支《ねんかくし》〉

二　対象に意識の光を当てて観察し、すべての存在をはっきりと観る観の瞑

想は、現象（法《ダルマ》）の識別と呼ばれる。〈択法《ちゃくほう》覚支〉

三　ここでいうエネルギーとは、根気と不断の努力のことである。〈精進《しょうじん》覚支〉

四、五　このエネルギーによって、喜びと安らぎというすばらしい感情が育まれる。〈喜《き》覚支・軽安《きょうあん》覚支〉

六　集中から理解は生まれる。理解があれば、執着と嫌悪ゆえに比較し、価値づけをし、差別し、反応するなどのすべてから解放される。〈定《じょう》覚支〉

七　解放とは、放棄すること。手放すことができたとき、微笑みが芽生える。それは理解と慈悲の現われである。〈捨《しゃ》覚支〉

第五節
完全なる心の解放

第五節はとても短い節です。ここでブッダは、目覚めの七つの要因を根気よく瞑想すれば、真の理解と心の解放へ導かれると説いています。

第六節
むすび

経典を締めくくる節です。どの経典でも、同様の表現が終結部に使われています。

十六種の呼吸法のまとめ

物質（身体）

一　吸う・吐く

二　長い・短い

三　身体を体験する

四　身体を静める

感覚

五　喜びを体験する

六　幸福を体験する

七　心に形成された思いを体験する

八　心に形成された思いを静める

思いの形成

九　心を体験する

十　心に喜びを起こす

十一　心を集中させる

十二　心を解放する

認知

十三　無常を観る

十四　無欲を観る

十五　涅槃を観る

十六　放棄を観る

日常のなかで生かせる
七つの瞑想法

「呼吸による完全な気づきの経典」にもとづいて実際に瞑想を行うときには、これから紹介する七通りの方法を参考にしてみてください。その時々で自分にもっとも合っていると思われる方法を選び、その瞑想からはじめてみましょう。

この呼吸瞑想には十六種類あり、その一つひとつは互いに深く関わりあっていますが、経典に示された順番は、必ずしもやさしいものから高度なものへと並べられてはいません。それぞれがやさしい側面、難しい側面を持っており、甲乙つけがたいすばらしい方法なのです。

あえて指摘するなら、前半は「心を止める（止）」ことに焦点があり、後半は「深く観る（観）」ことに重点を置いていると言えるでしょう。もちろん、止と観は、それぞれ別の状態ではありません。考えが止まっているなら深く観ることが多少にせよできているのであり、深く観ているときには自然に考えは止まっているのですから。

完全な気づきの瞑想について、ここでは七つの項目に分類しました。

日常的な呼吸への気づき
身体《しんたい》への気づき
身体と心の統一（身心一如）の実現
喜びと幸福から糧を得る
感覚の観察
心をいたわり解放する
すべての現象の本質（諸法実相）を深く見つめ、光を注ぐ

出家者と同じく一般の人たちも、第1のエクササイズ（日常的な呼吸への気づき）と第4のエクササイズ（瞑想の喜びを糧にする）の方法を身につけなければなりません。坐る瞑想は、つねにこのふたつからはじめてください。そのあとで他のエクササイズに取りかかるようにしましょう。

心が動揺している、散漫だ、落ち着かない、こんな状態に気づいたときには、何よりエクササイズ5（感覚を見つめ光をあてる）を行ってください。エクササイズ7（物事のありのままの姿を見抜く）は、生死からの解放へといざなう扉です。大いなる理解へと到達するには、だれでもこの扉を通り抜けねばなりません。これこそブッダが残したもっとも崇高な贈り物です。

はじめの六つのエクササイズは、「観」と「止」をともに含んでいますが、エクササイズ7は、観を強調しています。この瞑想は、心の集中がしっかりと安定するようになってから取りかかってください。

エクササイズ 1

日常的な呼吸への気づき

「息を吸いながら、息を吸っていることを知る。息を吐きながら、息を吐いていることを知る」

一　長く息を吸いながら、長く息を吸っていることを知る。長く息を吐きながら、長く息を吐いていることを知る。

二　短く息を吸いながら、短く息を吸っていることを知る。短く息を吐きながら、短く息を吐いていることを知る。

私たちの多くは、森や僧院に住んでいるわけではありません。私たちは毎日の暮らしのなかで、運転をしたり、バスを待ったり、事務室や工場で働いたり、または電話で話す、自宅を掃除する、炊事する、洗濯するなど、さまざまなことをしています。

ですから、呼吸にくまなく気づく練習をふだんからつねに行っておく習慣が大切なのです。私たちがこれらの用事をしているときには、あれこれ考え事が浮かび、喜び、悲しみ、怒り、不安などがそれに伴って湧いてきます。生きてはいるものの、心は今ここに定まらず、ぼうっと過ごしているのです。

呼吸に気づくことができれば、今ここへ歩み入るための門が開きはじめます。息を吸い、息を吐きながら、その入ってくる息、出ていく息に気づきましょう。そのとき自分がうまくコントロールできているなら、微笑みが自然と浮かびます。呼吸に気づくことで、今この瞬間において、そして今この瞬間に対して、目覚めることができるのです。注意深さがあるだけで、思考の「停止」と心の集中は確立します。終わることのない思考の混乱に巻き込まれていても、自分の呼吸に完全に気づくことができれば、それを止めることができるのです。

経典に書かれた瞑想法によれば、おおかたの日常的活動は呼吸によく注意しながらこなすことが可能です。仕事中に、取り違えや事故を避けねばならない細心の注意が要請されるときには、動作と呼吸による完全な気づきとを結びつけてみてください。

例をあげましょう。熱湯を深鍋に入れて運ぶ、電気関係の修理をする、そんなときに自分の手の動きの一つひとつに気づくのです。その気づきは呼吸の工夫によって培われます。

たとえばこのように。

「息を吸いながら、熱湯を入れた深鍋を両手で運んでいることに気づく」「息を吐きながら、右手で電気のコードをつかんでいることに気づく」「息を吸いながら、車を追い越しつつあることに気づく」「息を吐きながら、目の前の物事をうまくこなせていると気づく」

呼吸への気づきと、細心の注意が必要な作業を結びつけるだけではまだ不十分です。呼吸に完全に気づきながら、身体の一つひとつの動きにも気づいていてください。

「息を吸いながら、腰をおろしている」「息を吐きながら、テーブルを拭いている」「息を吸いながら、自分に微笑む」「息を吐きながら、ガスコンロに点火する」

思考の無秩序な連鎖に歯止めをかけ、ぼんやりと過ごすことがなくなれば、瞑想が大きく前進したといえるでしょう。呼吸に意識を向けることと日常動作一つひとつの気づきが結びつけば、それが確実になります。

無意味な考えが止めどもなく続いて、心の安らぎも喜びもないという人たちがいます。寝るために無理やり鎮静剤を飲むのですが、夢のなかまでも、恐れや、心配、不安に付きまとわれます。思考の程度が度を越せば頭痛がはじまり、精神的活力もなえてしまいます。呼吸を意識し、その意識的呼吸と日常の活動とを結びつければ、心を悩ませる思考の流れを断ち切り、目覚めの光を灯すことができます。

一回の吐く息、一回の吸う息に完全に気づく、このすばらしい瞑想はどんな人にも開かれています。歩く、立つ、横たわる、坐る、働くなど、日々の活動(行住坐臥)のなかで、呼吸による完全な気づきと身体の動きへの完全な気づきを結びつけることは、集中力を高め、目覚めた意識で生きるための練習の基礎になります。

坐って瞑想するとき、はじめの数分間、このやり方で呼吸を整えることもできます。そのときの様子で、くまなく気づきながら呼吸の観察を最後まで続けてもいいでしょう。息を吸いながら、そして息を吐きながら、あるがままの呼吸を認識してください。

「息を吸いながら、息を吸っていることを知る。息を吐きながら、息を吐いていることを知る」の言葉を、「吸っている、吐いている」のように短縮してもかまいません。呼吸しながら心のなかでこのように唱えれば、集中の助けになります。

経典は、呼吸を身体の一部としてとらえるよう教えています。呼吸とは身体が作り出す働きです。呼吸という入口を通って私たちは自分に帰り、自分と出会いなおします。

このとき気づきの対象は吸う息と吐く息であり、他には向かいません。吸っているとき吸っていると確認し、吐いているとき吐いていると確認する。そうすれば「吸っている」は言葉ではなく、「入息」という事実になり、そのときすべての思考は止まります。

思考を抑え込んだり、それを止めようと努力するのではありません。吸っている息を百パーセント味わうことができれば、たちどころに思考は止まります。気づこうとして自分に鞭打つ人もいますが、それは逆効果です。気づくことは本来楽しいものなのですから。呼吸することがおもしろくて嬉しくなる、それが鍵です。

息を吸うときも吐くときも、呼吸を楽しみましょう。そうすれば意識が明晰になり、気づきは深まり、集中は強まります。集中があるところ洞察が生まれます。気づき、集中、洞察は、互いをきっかけに存在するのです。気づきのなかには集中のエネルギーが育まれ、集中には洞察のエネルギーが含まれています。

坐る瞑想では、その姿勢で気をそらさずに呼吸を楽しんでください。吸う息を気づきで満たし、ただ吸うことに集中します。これだけであなたは、くつろぎ癒されるはずです。ときには横たわって、吸う息、吐く息を楽しむのもいいでしょう。

座位においては、体《からだ》がくつろげる姿勢をとってください。頭部と背骨がまっすぐに並ぶように上半身を立て、筋肉の緊張を完全に解きましょう。脚は結跏趺坐か半跏趺坐*、または楽な姿勢で背筋が伸びてさえいればどんな坐り方でもけっこうです。必要に応じてクッションを使用してもいいですし、なくてもかまいません。使う場合には、どのくらいの厚さにするかなど、自分の体に合ったものを選んでください。椅子を使うなら、背筋がきちんと伸び、両足の裏が床にぴったりつくかどうか確認します。どの場合も、最低二十分は疲れず緊張もしないで坐っていられる姿勢を工夫してください。

坐る姿勢が決まったら、意識を呼吸に向け、気づきの呼吸をはじめましょう。それから坐っている姿勢に意識を向けます。

顔の筋肉をリラックスさせてください。顔面には三百近くの筋肉があります。怒り、心配、恐怖などの感情をおぼえるとその筋肉が緊張するので、顔を見るだけで明らかにその緊張が読み取れます。気づきながら息を吸い、顔に意識を向ける。気づきながら息を吐き、微笑む。そうすれば顔にたくさんある筋肉が緩んできます。

続いて両肩に意識を降ろし、重荷を手放します。頑張りすぎないように。苦闘や努力はリラックスの障害になります。それらはすぐに肩の筋肉の緊張として現われ、頭痛さえ起こすのです。

座ってテレビを観ているときには、とくに努力してそうしているわけではありませんね。だから長時間ひとところに座っていられるのです。坐って瞑想するときに気負いすぎると長続きはしません。居間でくつろいでいるように、坐ってみましょう。頑張らないのが成功の鍵です。闘うことも無理することも止め、余裕をもって坐ってください。リラックスして坐れば休息にもなります。体を休ませてあげましょう。

絞りたてのジュースをグラスに注ぎ十五分間そのままにしておくと、繊維質

*――座位で両脚を組み、片方の足だけ反対側の太腿に乗せる姿勢。ちなみに、現在プラムヴィレッジでは、以下のように指導されている。「両膝がしっかり床につくように、体に合ったクッション（坐蒲）を使用してください」

がすべて底に沈みます。体をリラックスさせ安らいで坐れば、身心は静まってきます。こうして坐っていると、吸う息吐く息を楽しめるようになり、生きている実感が深まり、坐ること自体も楽しくなります。吸う息吐く息を楽しむのは奇跡、生きていることの奇跡です。

何の計らいもせず、ただあるがままに任せましょう。何者かになろうとする必要はありません。思考は止まっています。あなたは、今この瞬間に存在するいのちの不思議に触れることでしょう。瞑想しているとき、それは生きる意味のある時間です。

「長く息を吸いながら、長く息を吸っていることを知る。長く息を吐きながら、長く息を吐いていることを知る」

「短く息を吸いながら、短く息を吸っていることを知る。短く息を吐きながら、短く息を吐いていることを知る」

はじめのうち呼吸は短いのがふつうですが、瞑想するうちゆっくりと深くなっていきます。このふたつの方法を通して、自分の息が短いか長いかを確認してください。意図的に呼吸を長くする操作はしません。

ここでは「長く息を吸おう」ではなく、正確には「息を吸いながら、長く(短く)息を吸っていることを知る」と言うべきです。

付録1に示した中国の経本、アーナパーナヌスムリティ・スートラ(大安般守意経)の訳では、十六種の呼吸の瞑想の一番目が「息を吸いながら、息を吸っていることを知る。息を吐きながら、息を吐いていることを知る」となっています。二番目は「長い息または短い息を吸いながら、それが長い息かまたは短い息かを知る。長い息または短い息を吐きながら、それが長い息かまたは短い息かを知る」です。こちらの訳本の方が、呼吸の長さをあるがままに認識しなさいという、ここで取り上げた瞑想法に一致しています。

持続的に意識を呼吸に向けていると、呼吸の性質がわかってきます。「息を吸っていることを知る、そして短い息だと知る」。息が短ければ、短いままでいいのです。それを長くすることは重要ではありません。これを「あるがままの受容」と呼びます。

苦痛についても同様です。まずすべきなのはそれを認めること。呼吸がせわしないときにはせわしないと認めてください。ゆっくりならゆっくりと認める。不規則なら不規則、規則的なら規則的と認めましょう。瞑想に入ったばかりのとき呼吸はぎくしゃくしているものですが、数分間たてばそれはなめらかになり、自然に安らぎと喜びがやってきます。

無理に呼吸を深くしよう、ゆっくりさせよう、とはしないでください。瞑想を続けていけば、自然と呼吸は深くゆっくりとなっていくのです。深くゆっくりとなっていることに気づいたら、息を吸いながら「深く」、息を吐きながら「ゆっくり」と心のなかで唱えてください。

はじめのふたつの瞑想を行うだけで、早くも瞑想の喜びという糧が与えられます。その体験が得られたらいつでも、家族や友人たちに伝えていきましょう。瞑想の指導者になるまで待つ必要はありません。

ときには思考や不安が止まらなくなるときもあります。カセットテープが心のなかで回り続けているような状態です。長時間テレビを切らないでおくと熱くなりますが、人間の頭も思考によって過熱します。考えが止まらなければ眠れません。たとえ入眠剤を飲んでも、夢のなかで走り、考え、心配し続けるのです。

しかし私たちには、気づきの呼吸という薬があります。五分間呼吸に気づきを向けて体を休ませれば、そのあいだに思考は止まります。「吸っている」「吐いている」という言葉は思考や概念ではなく、呼吸の気づきへの導き手です。年中考えてばかりいると、私たちの存在の質は貧しくなります。思考が止まれば存在の質は豊かになり、より深い安らぎ、くつろぎ、休息が訪れるでしょう。

このふたつの瞑想をよく吟味すると、一番目を念入りに行えば、二番目も深く体験できていることがわかります。

「息を吸いながら、息を吸っていることを知る」。吸っているあいだ、気づきは途切れません。気づきながら練習すれば、すでに二番目の瞑想に入っています。また二番目の瞑想を念入りに行えば、そのまま一番目の練習にもなっているのです。

瞑想を進めていくうちに、十六の方法の一つひとつが相互に関わり合っている（インタービーイング）*様子が見えてきます。ひとつの呼吸の瞑想法をはじめとして、存在するものすべてにこの関わり合いの真実が見出せるよう、自分を磨いていきましょう。

エクササイズ

2

身体への気づき

三　息を吸いながら、全身に気づく。息を吐きながら、全身に気づく。

最初のふたつの瞑想では呼吸を育みましたが、気づきで全身を抱擁する方法をここでは紹介しましょう。身体をあるがままに受け入れ、それとひとつになって「わが家に帰る」のです。呼吸がわが家——体へと連れ戻してくれる乗り物です。自分以外のだれが、家に帰っていたわってくれるでしょうか？

*——物事が相互に関わり合って存在する「相互存在」の状態をティク・ナット・ハンは英語でinter-beingと表現した。また、すべてが互いを包み込んでいることから「一即多・多即一」「相依相即」とも言われる。

あなたがその家の扉を開けたとき、体は安堵とともに「やっと戻ってきてくれたんだね！」と言うでしょう。頭痛がしたり胃の具合がよくないからと、体のことを厄介者扱いして責めるのはやめましょう。純粋な気づき（正念）で、傷ついた体をいたわり、ていねいに世話をし、癒してあげてください。

アーナパーナサティ・スッタ（呼吸による完全な気づきの経典）のなかでブッダは、身体に関する四通りの瞑想を勧めています。

一　呼吸。
二　身体を受け入れ、身体を静める。
三　姿勢を確認する。立つ、座る、歩く、横たわる（行住坐臥）とき、そうしていることに気づく。
四　動作を確認する。かがみ込む、お茶を飲む、カップを持ち上げるなど。せわしなく無意識に行動してしまったら、それをそのまま認める。そうすれば焦りと散漫さは消え去る。

瞑想を通して身体と心はひとつに結ばれていきます。行住坐臥の姿勢によって、身体への気づきの練習をしましょう。ブッダは歩く瞑想を教えていました。私たちが歩く瞑想をするときにも、このアーナパーナサティ・スッタの教えを生かせば、瞑想の助けになります。

道場でゆっくりと歩む（経行《きんひん》）ときには、一歩踏み出しながら「吸っている」と、心のなかで唱えます。これは、「息を吸いながら、息を吸っていることを知る」という意味です。息を吸いこんでいるあいだ、左足は前方に移動し続けています。息を吐きはじめる瞬間、右足を踏み出しはじめ、心のなかで「吐いている」と念じます。これは、「息を吐きながら、息を吐いていることを知る」という意味です。

一歩踏み出しながら息を吸っていることに気づき、また一歩踏み出しながら息を吐いていることに気づく。他には何もする必要はありません。身も心もその一歩に集中すれば、歩く瞑想の効果は確かになります。

「吸っている、吐いている」と数回練習するうちに、呼吸は自然と深くゆっくりしてきます。それに気づいたら、吸いながら「深く」、吐きながら「ゆっくり」と心で唱えましょう。屋外で歩くときには、一歩で一呼吸より、二、三歩で一呼吸の割合に変えてみます。

たとえば、地面を踏むごとに「吸っている」場合、吸いながら三歩進むなら、「吸っている、吸っている、吸っている」と唱えます。吐きながら三歩進むときには、「吐いている、吐いている、吐いている」です。それから、「深く、深く、深く」、「ゆっくり、ゆっくり、ゆっくり」と続けます。

私たちは、体こそが自分だと思ったり、逆に体に違和感を抱き嫌悪することもあります。こうしたことが起こるのは、自分の身体とのつながりが断たれているからです。だからこそ、わが家である体に帰り、それと和解することが必要なのです。

呼吸は身体の一部です。呼吸という扉をくぐれば、身体や知覚へと帰ることができます。気づきのエネルギーによって、吸って吐いている呼吸をまるごと抱擁しましょう。吸う息、吐く息とひとつになってください。瞑想を続けていけば、出入息とともに深く、調和して、穏やかになっていきます。

続いてさらに瞑想を深め、自分の体を受け入れそれと和解していきましょう。坐っても横になっていてもかまいません。ここでは身体に帰り、思いやりと気遣いと愛を示すことが何より大切です。体は苦しんでいることでしょう。長いこと放っておかれたのかもしれません。これは慈愛を実践するための第一歩です。

身体に気づきを向け、この体を本当に大切にしていこうと心に決めてください。そうすれば、体もそれに応えてずいぶん楽になっていくはずです。

全身を表わす「サッバカーヤ」という言葉があります。息を吸っているあいだ、全身にくまなく気づきを向けましょう。あるがままの自分の体のすべてを抱擁してください。すでに気づきの対象は呼吸だけではなく、全身そのものです。吸っているときも、吐いているときも、やさしく自分の体を抱擁します。もう一度体と親しみ、大切にし、思いやりと慈しみを表わす気持ちで。

唱えるフレーズに多少手を加えてもかまいません。しかし瞑想の内容は同じです。「息を吸いながら、この体に気づく。息を吐きながら、この体に微笑む」。こうして思いやりと慈愛とを表わす気づきの微笑みを向けましょう。

自らの体に帰り、気づきのエネルギーでやさしく包み微笑みかけること。あなたはどれだけ実行しているでしょうか？　「私の体、いつもここにいてくれる存在。私は心からあなたを大切にします」。このように、思いやりとやさしさの微笑みを自分の体に投げかけ受け止める心がけがいつでも必要なことは、だれもが知っています。

最初に体の部分を一カ所ずつ観察し、それから全身を観るという方法も効果的です。「髪の毛に気づきながら息を吸う。髪の毛に微笑みながら息を吐く」。こうして髪の毛にはじまりつま先に至るまで、身体の各部分を調べていきます。一部分ごとに気づきによって触れてください。坐って行っても横になっていてもかまいません。

病院で患者を検査するのに使う医療用スキャナーは、X線で肉体を読み取る装置ですが、それによって病気がないかどうかを診断します。X線こそ使わないものの、気づきも身体を調べることができます。純粋な気づきは身体のいろいろな部分を認識するX線であり、そのおかげで体の各部分がよく見えるようになり、どうすれば大切に接していけるかがわかるのです。

横たわった状態で、心のなかで自分を誘導していくこともできます。「息を吸いながら、両目に気づく。息を吐きながら、両目に微笑む」。体の他の部分についても同じように行います。深く集中しているとき、人生が目のおかげでどれほど喜びに満ちており、それだけで幸福を感じるのに十分だということがわかるでしょう。両目の計り知れない価値に気づけば、自然に目を大切にする気持ちになります。

瞑想中に辛い感情が起こってくる場合があります。たとえば心臓を観察しているときに、ふいに不安が頭をもたげてくるなどです。あなたの友人が心臓の病気になり、それが心配のもとになったのかもしれません。事実はどうあれ、けっしてその感情を無視しないでください。感情をあるがままに見つめ、「息を吸いながら、自分の不安に気づく」と唱えます。そして完全な呼吸の気づきに見守られながら、体の観察を続けましょう。

またはつぎのような場合もあります。消化器官に気づきを向けると、内臓のなかで活動する数え切れないほどの微生物が見えてくることがあります。そうした場合には感じたことを打ち消すことなく、気づきを保ちながら、「息を吸いながら、体内で活動している微生物たちに気づく」と唱えましょう。微生物との共存関係への気づきは、豊かな瞑想のテーマになるはずです。そのままの状態を受け止め、のちにそのテーマに戻って来られるよう心に刻みつけたら、他の部分へと観察の旅を進めましょう。この瞑想を「気づきによる身体の読み取り（スキャニング）」と呼びます。

私たちは、何らかの不調で苦しめられることでもないかぎり、自分の臓器を意識することなどほとんどありません。人生のおおかたは目的や計画で心がいっぱいで、あらためて足の小指を気遣う暇もないのです。しかし足の小指は重要です。それは長いことあなたを大事にしてくれました。もしもある日、そこにガンの兆候が見つかったとしたら、どうでしょうか。

身体に気づきを向ける練習なんて、スピリチュアルな向上のためには大した意味を持たないと考えるなら、それは少し違います。生理的、心理的、身体的な現象は、どれでも完全な目覚め（悟り）への扉になるからです。

つま先を指で包みこんでつま先を瞑想する、それによって悟りに至ることもあります。完全な気づきの二番目のテーマ、「身体への気づき」を瞑想する秘訣は、心を集中させ気づきを万遍なく使って、一つひとつの器官を観察することです。この瞑想を続ければ、そのうち物事への視点がすっかり変わるでしょう。考え方生き方ともに一変するはずです。

何の変哲もないような髪の毛でも、ひとすじの毛はまさに真実の使者です。その真実の証しを受け止めてください。髪の毛を深く見つめ、その一本一本が送ってくるメッセージを見出しましょう。相互浸透（相入）の教えによれば、ひとすじの髪の毛に全宇宙の情報が含まれています。

あなたの両目は価値のないものでしょうか？　もちろん違いますね。目はありのままの世界（リアリティ）の奇跡に向かって開かれる扉なのです。見過ごしていいことは皆無です。深く見つめれば、それが見えてきます。

「四種の気づきを確立する教え」でブッダは、身体の三十六の部分[*]を取り上げています。その一つひとつを気づきで抱擁し、微笑みを送ってください。坐って、または横たわって、たっぷりとくつろぎましょう。呼吸に気づきながら数分間リラックスできたら（「深いくつろぎの瞑想（ディープ・リラクゼーション）」は気づきの呼吸によって完成します）、意識を体の各部分に移動させていきます。息を吸いながら、一つひとつの部分を気づきで抱擁しましょう。母親がわが子をやさしく抱いてあげるように。微笑みも忘れずに。これは深い癒しをもたらす大切な瞑想です。

「息を吸いながら、肝臓に気づく。息を吐きながら、肝臓に微笑む」。こうして瞑想すれば、肝臓はすぐさまそれに応えてくれるでしょう。

「この瞬間をずっと待っていました。昼も夜も助けを求めて合図を送り続けていたのに、あなたは耳をかさず、そのうえ酒やたばこも止めてくれなかったので、大変でしたよ。そんな仕打ちのすべてに耐えることがいかに辛いか、訴えることもできませんでした。昼も夜も苦しみ、毎日必死の努力を続けたのに、

＊――『ブッダの〈気づき〉の瞑想』（野草社）八八ページを参照。

私の訴えは聞きとげてもらえなかったのです」

気づきの呼吸を行えば、そこから大きな安心がやってきます。肝臓に意識を向けて微笑めば、その臓器が今どんな状態かが見えてきます。肝臓は最善をつくして健康を維持するために働いてくれたのに、私たちはそれを気にもかけずに生きていたのです。

気づきの正反対が気もそぞろな状態です。うかうかと過ごしていながら、私たちにはその自覚がありません。今初めて、こうして肝臓に気持ちを向けたので、肝臓はほっとしています。

意識的な呼吸を三回、四回、五回と続ければ、洞察が訪れます。そして肝臓をいたわり、守ろうとする気持ちが起こります。肝臓が健康の鍵を握っていることを理解したからです。そうして気づきが生まれると、するべきこと、するべきでないことが見えてきます。もう、だれかに飲むのをやめるよう説得してもらう必要はありません。肝臓を慈しむだけで飲酒は止まり、肝臓を傷める毒素を取り込むことはなくなります。そのように体の他の部分も、まったく同じように抱擁し、いたわってください。

エクササイズ 3 身体と心の統一（身心一如）の実現

四　息を吸いながら、全身を静める。息を吐きながら、全身を静める。

全身を観察し受容することができたとき、安らぎと静けさへの準備が整います。ときには体がスムーズに働かないという経験があるでしょう。無理をしたあげく、あるとき体がぼろぼろだということに気づく。横たわると、疲労のあまり体に震えが来て、呼吸もぎくしゃくとしています。怒っているときや疲れすぎたときには、身体と呼吸がばらばらなのが感じられます。

体をいたわることを忘れないために、この瞑想を用いましょう。「息を吸いながら、身体の活動を静める。息を吐きながら、身体の活動を静める」。こうして深く集中するだけで、血流は改善され、心臓の鼓動はより滑らかになってきます。

つぎの段階では、部分ごとの区別はしないで全身を観察していきます。「息を吸いながら、全身に気づく」。このとき、呼吸、身体、観察する心がひとつになっていくのに任せてください。呼吸と身体、呼吸と心、心と身体がぴったり重なります。心とは、呼吸や身体に関係なく存在する現象ではありません。観察の主体とその対象のあいだには、実際には境目はないのです。

ここで私たちは「身体において身体を」観ています。心はそれが観察する対象とひとつです。この見地は、「主客ともに空」として、大乗仏教で大きな展開を見せました。主体と対象とはふたつに分かれてはいないのです。

こうして十分から二十分瞑想すれば、呼吸の流れや体の働きは大幅に静まり、深く解放された気持ちになるでしょう。瞑想のはじめには粗挽きの小麦粉のようにざらついていた呼吸が、時間につれてしだいに細やかな粉末になっていきます。

呼吸の瞑想四は、全体を通してどんなときでも役に立ちます。「息を吸いながら、全身を静める。息を吐きながら、全身を静める」。暑いさなかに冷えたレモネードを口にすると、体が内側から涼やかになっていく、それと似ています。吸う息によって空気が体に入ってきて、すべての細胞を静めてくれます。そのうえ、呼吸のなかの一つひとつの「細胞」が穏やかになり、心の「細胞」もまた残らず静まるのです。身体、呼吸、心はひとつ、そしてそれぞれが全体を含んでいます。これが瞑想の鍵です。

呼吸は瞑想に心地のよい喜びをもたらします。それは心の糧です。この穏やかな瞑想の喜びで心が潤えば、あなたは満たされ、生き返り、寛容になれるでしょう。あなたを知る人たちもみな、その喜びの波紋で幸せになります。

瞑想四には身体を静める狙いがありますが、その静けさは呼吸と心にも及びます。ひとつが静まればすべてが静まるのです。この瞑想の静けさのなかで体と心の壁は溶け去り、「身心一如」の状態に落ち着きます。そうなれば、瞑想の対象とは別に観察する主体があるという感覚はありません。

体や心に傷を負ったとき、そのときこそ傷を癒す方法を知るいい機会だ、とブッダは言っています。傷の手当にはさまざまな方法があります。体や心に負った傷は、自ら癒えるのに任せましょう。その働きを邪魔してはなりません。しかし私たちは、よくそれをやってしまうのです。体が治ろうとするのを妨げ、心や意識が自らを癒す働きに委ねません。その原因は無智です。

身体には自らを癒す力があることがわかっています。指を切ったとき、つきっきりで世話をする必要はありません。清潔にしてあとは治るのを待つ——一日か二日あれば十分です。あれこれいじりまわしたり、心配しすぎたり、取り乱していては、治る暇もないでしょう。

痛手を負った動物は、静かな場所を探して横たわります。動物の体には智慧が宿っているので、治癒にとって休息が何よりの薬だとわかっているのです。食を断ち、狩りもせず、一切の活動を止めてひたすら休むので、幾日かたてば立ち上がれるほどに回復します。

人類は自分の身体への信頼を失っています。休み方も忘れています。気づきの呼吸があれば、どうやったら休息できるのか学び直すことができます。ちょうど、愛情深い母親が具合の悪い赤ん坊を抱きしめて、「心配ないのよ、お母さんが看ているから休んでね」と言い聞かせるのに似ています。

私たちは、休息の仕方を学び直す必要があります。多くの人が休日の過ごし方を忘れています。休みが終わってみたら、その前よりも疲れていることさえめずらしくありません。くつろぎと休息の技術を身につけることです。そのためには、ひとりで、または家族や仲間と、深くくつろぐ練習を重ねてください。

体が自分で治っていく力を信頼しましょう。疑う余地のないこの自己治癒力を信じられない人が大勢います。それどころか、ときには益より害をもたらす可能性さえあるビタミン剤や薬剤を大量に使っています。体を大切に扱ってください。度を越さない程度によく食べ、よく眠り、水分を取ることです。あなたの内なる理解と癒しと慈愛の力を信じましょう。

その力こそが、帰依する（よりどころとなる）ところです。それがブッダ（目覚め）であり、内なる神の王国です。それを信頼し確信を持たなければ、私たちはすべてを失います。これはたんなる理屈ではなく、真実です。触れることができ、摑める、そして身を寄せられる真実なのです。

取り乱したり望みを失くして投げ出す前に、気づきの呼吸の練習に打ちこみ、自分に備わった自己治癒力、理解力、慈愛の心を信じてください。これを、私たちが帰依（避難）できる「内なる島」と呼びます。そこは、安らぎと、信頼と、安定、慈愛、自由の宿る島です。内なる島になりましょう。よそを探す必要はありません。内なるこの尊い島に帰還する船、それは気づきの呼吸です。あなたはそこで、存在の根源を知るでしょう。

危機に直面したり困難に遭遇したとき、または自分自身を見失いそうになっても、呼吸に気づけば内なる島に戻ることができます。気づきとは、私たちの内に存在するブッダ（目覚め）のエネルギーのことであるという洞察が、この瞑想の根底にあります。

今ここに存在し、この瞬間に目覚め、体と心が統合されて、散漫さから自由である、それが気づいているということです。気づきの呼吸をして、気づきつつ歩み、気づきながら坐り、気づきながら皿を洗うとき、気づきのエネルギーが内から生まれてきます。気づきには集中と洞察のエネルギーがあり、それがあなたを守ってくれます。気づきの助けがあれば、理解し、受け入れ、愛し、苦しみを和らげることができます。だから、気づきの島は最良の避難所なのです。

入滅前にブッダが弟子たちに言い残したのは、自分の内なる気づきの島に帰りなさいということでした。

「自分の体を感じながら、息を吸う。体に微笑みながら、息を吐く。体を静めながら、息を吸う。体に微笑みながら、息を吐く」。これはだれもが楽しめるすばらしい呼吸法です。気づきの呼吸をする、気づきの日常を送る、気づきながら微笑む、そして自分の体を気づきによって大切に扱うこと——ぜひ身に着けてください。

あなたが学生なら、学校で気づきの練習をするサークルを作ってみませんか。学生にはストレスがつきもので、肉体的にも緊張を強いられています。先生も同じです。自分の教え子のことで苦労している先生たちも、自分の体を癒すためのグループを作ったらどうでしょうか。

心理療法家にも必要です。苦しんでいる人の援助をしているのに、自分の世話を怠るなら、疲れ果てて燃え尽きてしまうでしょう。療法家の仲間たちと集う、またはクライアントのグループと一緒に瞑想することもできます。

警察官だって大変です。彼らは恐れとストレスに虐げられています。社会は暴力と苦しみに満ちています。警察官も仲間を集めて、自分を大切に扱う瞑想をすべきです。

更正施設に入所する人たちも、瞑想のグループを作っていいのです。気づきの練習はだれにでもできます。仏教徒になる必要はありません。瞑想の指導者になることも不要です。師匠の認可がなくても、グループをはじめることはできます。いつでも、どこでも、気づきの練習をともにするグループははじめられるのです。

エクササイズ 4

喜びと幸福から糧を得る

五　息を吸いながら、喜びを感じる。息を吐きながら、喜びを感じる。
六　息を吸いながら、幸福を感じる。息を吐きながら、幸福を感じる。

瞑想によって、自分が真に成熟し、多くの人を助けていくためには、瞑想から集中（禅定）の喜びと幸福感という糧を受け取るすべを知る必要があります。この世で生きていくことは、苦しみでもあり奇跡でもあります。紫の竹、黄色の菊、真っ白な雲、満月、すべては妙なるダルマカーヤ——法身の現われです。無常であり、独立した自己を持たず、苦しみに翻弄される私たちの体も、また無限の驚きに満ちています。瞑想をはじめる喜びは、せわしない都市を逃れて田舎へ行き、木の根元に腰を下ろすときの気持ちと同じです。安らぎと喜びが体を満たしていく、その解放感です。

一日の終わりに、クッションの上で脚を組むか椅子に坐るかして、意識的な呼吸をする習慣を持ちましょう。そうしてみると深い喜びが感じられるでしょう。その感覚は、瞑想の安らぎと喜びの最初の兆しです。呼吸の瞑想五によって、この感覚にたやすく触れることができます。一日のストレスや大変だったことはいったん置いて、瞑想に入り喜びで自分を満たしましょう。そうすればすぐに、安らぎと幸福感を得ることができます。

喜びを感じるのは、心理的にも生理的にも健全な状態である証拠です。喜びを感じているときには、全身に血液がめぐり、活力がみなぎるのがわかります。喜びを感じると、集中はたやすくなります。それなしでは集中は難しいでしょう。集中によって意識は明晰になり、物事をより深く理解できるようになります。この喜びの感情を育てるにはどうすればいいでしょうか。以下の方法を実践してみてください。

「息を吸いながら、健康な両目に気づく。息を吐きながら、喜びを感じる」

「息を吸いながら、肝臓が好調であると感じる。息を吐きながら、喜びを感じる」

「息を吸いながら、サンガ（瞑想の仲間）に守られているのを感じる。息を吐きながら、喜びを感じる」

最後の瞑想は、サンガ——瞑想の集まりに参加している人のためのものです。仲間がとくに何かしてくれなくても、仲間がいるという事実そのものがあなたを支えます。坐る、食べる、歩く、呼吸するなど、仲間が集まって一緒に瞑想することで、大きな安心と励ましが得られます。坐る瞑想のときにはいつも、これらの瞑想を自分にプレゼントしましょう。喜びに触れながら二、三十分続ければ、身も心も活力を取り戻すはずです。

瞑想六では、息を吸って吐くとともに幸福感を味わいます。身心がくつろぎ、強い不安やとらわれがないときには、すぐに幸福を感じられるでしょう。

幸福は喜びよりもさらに深い感情です。ブッダが、喜びは幸福よりも純度が低いと述べたのは、そこに高揚感が混じることがあるからです。とっておきの何かを楽しみに待つとき、「わくわくしてもう待ちきれない」という気持ちになるでしょう。でもそれが行きすぎると、心は穏やかではありません。中国語では、福と喜の字が合わせて使われることがよくあります。「今度の金曜の法話が待ちきれません」と、弟子のひとりが私に言ったことがありますが、先々のことを考えて興奮が過ぎると、今この瞬間の体験を味わうことができなくなるのです。

西洋では、喜びはしばしば興奮という言葉を伴います。ブッダは喜びと幸福とは違うと説きました。きっかけとしての喜びは欠かせませんが、幸福感が高まるにつれ、喜びに伴う高揚は薄れていきます。

経典のなかにこんな逸話があります。砂漠を旅する男が、渇きのあまり死にかけていました。ところが突如、目の前にオアシスが出現します。その叢林のなかほどには水をたたえた池がありました。彼は大喜びで心は浮き立ちます。脇目も振らずに池へ突進し、身をかがめて両手を突っ込み、水を口に掻きこみました。水を口にするほんの一瞬前までは歓喜があり、興奮で両手が震えるほどでした。しかし水がその喉を通ると、彼はまぎれもない幸福を味わい、高揚感はすっかり消え失せたのです。

ブッダは喜びをおとしめているわけではありません。喜びは何より必要なのですが、それは超えていかなければならないのです。

感覚の河の流れには、たくさんの不快感が流れています。私たちは、その不快さを何とかして変えたいと思います。ブッダはそれを知って、感覚をテーマにした最初のふたつの瞑想によって、喜びと幸福で自分を満たすようにと勧めたのです。これは、私たちに力を与えてくれる薬です。これによって初めて、もっとも根深い、心のいちばん奥の病の源を癒す取り組みをはじめられるのです。

たとえば、この瞬間に存在する幸福の理由を、ひとつ拾い上げて書きだしてみてください。それほど苦労しなくても、紙一枚が埋まってしまうことに驚くでしょう。坐る瞑想でも、歩く瞑想でも、洗濯、調理、掃除など何をしていても、自らに問いかけてみましょう。「今、幸福でいられる理由は何だろう？」と。それを見つけたら、書きとめておきましょう。法華経にはこう書かれています。計り知れない価値のあるたくさんの宝石を、私たちは受け取っている。それなのになぜ、貧しい子どものようにさ迷うのかと。

瞑想を深めたいなら、喜びや幸せを「まぎれもなく体験」することです。

「喜び」と「幸せ」という言葉を繰り返すだけではたりません。理解の眼を使わず、純粋な気づきの練習をしなければ、今ここに喜びと幸せをもたらす条件に出会うことはできないのです。

ブッダは、快、不快、中性それぞれの感覚を深く観るよう説きました。中性とは、快でも不快でもない感覚です。歯が痛むときには不快です。しかし歯が痛まないときには、とくに歯痛がないからと喜ぶこともありません。歯痛がないことは、中性の感覚だと考えられます。歯が痛くなったとき、私たちは初めて、歯痛がないことが本当にすばらしいと気づくのです。

目が不自由にならないと、青い空や白い雲を見るための目があることが奇跡だと気づきません。見えているときには、めったにそのことがわからないのです。見えるのが当たり前（中性）だという考えがあるからです。

サンガ（瞑想する仲間）が存在し瞑想の機会があることは当たり前、という感覚があるかもしれません。しかしサンガがいかに貴重な宝石かわかったとき、その感覚は大きな喜びに変わります。生きているという事実は、まぎれもない奇跡です。そんな大げさなと言う人でも、この瞬間に生きていることにはっきりと目覚めれば、生きていることのすばらしさ、喜びに気づくはずです。

瞑想によって、当たり前と思われている中性の感覚を、健全で長続きのする心地良い「快」へと変えていくことができます。瞑想は、何が苦痛で何がすばらしいかを見分ける眼を養います。幸福感それ自体が心の糧です。自分の外に幸せを探す必要はありません。幸福がここにあることに気づきさえすれば、そのとたんに幸せがやってきます。快の感覚は必要ならいつでも――ほほをなでる風を感じるように――味わうことができるのです。

瞑想の幸福感に癒されれば、私たちは寛容になり、肩の力を抜いて自分や人を思いやれるようになります。そしてその幸福感は、周りのすべての人に伝わります。心が平和なら人にもそれを与えられ、心に強靭さと平静さが備われば、人生の幾多の荒波にも忍耐と根気で臨むことができるようになるのです。

人生に意味などなく、意味を求めても無駄だという人もいます。人生の歩みに意義を見出せなければ、それは苦痛以外の何ものでもありません。目指す方向がわからないのは不幸です。どんなに富や権力に恵まれていても、迷いは苦しみを生みます。人生に方向を持ち、そこに意味を見出し、思いやりを実践できれば、自分や周囲の人々の苦しみをやわらげる道が見えるでしょう。

法《ダルマ》（真理の教え）に出会い、瞑想によってそれを実践する人は、大変なときでも、法が自分や愛する人々を救い出してくれることを知っています。法によって私たちは解放されます。自分の内なる法に触れてそれを信頼するだけで、喜びと幸せが心に生まれ、真の幸福がもたらされるのです。

二十四時間をすみずみまでどう使うべきかを知っている人は、一日には時間がたっぷりあると感じられます。集中した意識が一日を長く感じさせるのです。年長者の方が若者よりも、今この瞬間に意識を置いた密度の濃い日々を送っています。彼らは気づきと集中によって、与えられた一瞬一瞬を十分に味わっているからです。日常のどんな瞬間も子や孫へ伝える物語です。これは嘘ではありません。

ブッダがその模範でした。彼が残したのは教義や理論ではなく、自身の生き方だったのです。彼の一歩一歩は、安らぎに満ちゆるぎないものでした。ブッダの慈悲は、在世時だけではなく、現在もすべての生きるものに行き渡っています。彼の一歩一歩の歩み、一息ごとの呼吸に、一言ひとことのうちに、気づきと理解と思いやりのエネルギーが宿り、それが伝わってくるのです。ブッダという源から、弟子たちは慈悲と智慧とを相続し続けています。真摯に瞑想をすれば、この慈悲と癒しと幸福の源は、未来の世代へと受け継がれていくのです。

エクササイズ 5

感覚の観察

七　息を吸いながら、思いの形成に気づく。息を吐きながら、思いの形成に気づく。

八　息を吸いながら、思いの形成を静める。息を吐きながら、思いの形成を静める。

この形成作用（心所有法《しんじょうほう》）は心理的現象です。大乗の唯識派では五十一種、上座部では五十二種あると言われています。感覚もそのなかのひとつです。呼吸の瞑想七と八ではこの形成作用を感覚と呼び、他の五十種には触れていません。解脱道論は、この箇所の思いの形成をさして感覚と認知の両方であるとしていますが、感覚が認知によって起こる場合があるとしても、ここでは感覚のみと解釈するのがふさわしいでしょう。

歯痛や頭痛のようにおもに肉体から来る感覚もありますが、どちらかというと心に関わる感覚は、認知から起こってきます。早朝初めて射す光を見ながら鳥の声を聞けば、深い喜びに包まれるでしょう。しかし同じ日の出の頃でも、長距離電話があって自分の親が心臓発作で倒れたと聞いたなら、その認知が引き起こす感覚は、多年にわたる苦痛かもしれません。

悲しみを感じても、それは永久に続かないことを忘れないでください。だれかが訪ねて来て微笑んでくれるだけで、とたんにその悲しみは消え失せるかもしれません。それはどこかへ消えたのではなく、現われるのを止めただけなのです。もしも二日後にだれかから責められたなら、悲しみは戻ってくるでしょう。

悲しみの種が発芽するかどうかは、諸々の原因と条件（因縁）によって決まります。この瞑想では、今ここに存在する感覚に気づきます。「息を吸いながら、自分に起こっている感覚に気づく。息を吐きながら、自分に起こっている感覚に気づく」

快を感じながら快に気づきを向けると、その快感がさらに強まることがあります。健康的で滋養になるものを飲食するとき、それに気づきながら行うことで、幸福感は強まります。体に取り込むものが、自分の内臓、肺、肝臓ばかりか環境にも悪影響がある場合、気づきがそこにあれば、快だと思っていた感覚のなかには、たくさんの苦しみの種が含まれていることがわかります。

呼吸の瞑想七と八によって、快、不快、中性、それらが混じった感覚のすべてが観察できます。いらだち、怒り、不安、倦怠感、退屈などがもたらす感覚は、受け入れがたいものです。どんな種類の感覚でも確認し、そこにあることを認め、気づきの陽光を投げかけてください。

不快感があるなら、それを母親が赤ん坊を両腕で抱くように受け止めてみましょう。「母親」は気づき、「泣いている赤ん坊」は不快感です。気づきと意識的呼吸がそれを静めます。心のなかの不快感を放置したまま抱いてあげなければ、苦しみは終わらないでしょう。「息を吸いながら、この不快感に触れる。息を吐きながら、この不快感に触れる」

仏教の深く見つめる(観)瞑想は、不二《ふに》の原理にもとづいています。いらだちも、あなたを倒そうとする敵と捉えるのではなく、今この瞬間、あなた自身がいらだちだと観てみましょう。いらいらしたら、「心のなかにいらだちがある、私はこのいらだちだ」と確認し、それに気づきながら息を吸って吐いてください。このように扱えば、いらだちに敵対したり、追い払ったり、打ち負かす必要はなくなります。

深く見つめる瞑想では、自分のなかに善悪の境界をもうけ、心を戦場にするようなことはしません。いらだちも思いやりと非暴力的姿勢で扱い、幼いわが妹だと思って、愛情に満ちたハートで接するようにします。意識的な呼吸は、気づきの光を投げかけます。その光のなかでいらだちはしだいに変化していくのです。

あらゆる感覚はエネルギーの場です。快感は人を生き生きとさせるエネルギーです。いらだちは破壊的な感情です。気づきの光があれば、いらだちのエネルギーも私たちを生かすエネルギーに変えられるのです。

感覚は、身体または認知をきっかけに生まれてきます。不眠は、疲労感やいらいらを起こします。これは身体が起源の感覚です。人や物事を誤解して、怒りや失望やいらだちを覚える場合。これは認知がもとになった感覚です。認知はときに誤りを起こし人を苦しめると、仏教では説いています。

あらゆるものを深く見つめ、それらの本質を理解し、自分の不確かな認知（思い込み）に振り回されないために完全な気づきを実践するのです。ただの縄を蛇と見間違えば、怖くて叫びたくなります。この恐れの感覚は、縄を蛇と間違えた認知の過まりから来ています。

節度をもって暮らし、健康につねに気を配ること、そうすれば身体からくる苦痛を低減させることができます。物事を明晰に見通し、理解の扉を大きく開けば、認知がもとになった苦痛はやわらぐでしょう。感覚を深く見つめれば、それを生み出しているさまざまな原因があちこちに見えるようになります。そして、その感覚の本当の源がわかってきます。

いらだちや恐れがあるなら、その存在に気づき、呼吸によって気づきを安定させましょう。根気よく感覚の本質を探り見つめていけば、そこから理解が生まれます。その理解によって、私たちは解放されるのです。瞑想七では、思いの形成への気づきがテーマです。ここでは感覚のことです。感覚を確かめることができれば、それが生まれ、しばらく続き、消えつつ別の状態に変わっていく様子が見えてきます。

気づきによって中性の感覚でも快感に変わることがありますが、その反対に不快感になることもあります。どう接するかで、その結果は違ってくるのです。

あなたは今、幼い息子さんと一緒に庭でくつろいでいます。気持ちのいい日です。空は青く、草は緑で、花は咲き乱れ、自然の美しさを思いのままに楽しむことができます。あなたは満たされていますが、その子は浮かないようすです。

はじめその子の心にあったのは中性の感覚でした。しかし扱い方がわからないでいるうちに、それは退屈な感覚になってしまいました。彼はもっと刺激的な何かが欲しくて、すぐにでも居間に移ってテレビを観たくなったのです。そうなると、腰を下ろして花や草や青空と一緒にいても、少しも楽しくありません。こうして中性の感覚は、不快感へと変わったのです。

気づきによって私たちは、感覚を感覚として認め、感情を感情と認めることができます。心のなかでやさしく感情を受け止め、迎え入れ、深く見つめることもできます。どんな感覚でも本質を見つめることによって、そのエネルギーは安らぎと喜びのエネルギーに変わるのです。相手への理解が生まれれば、その人を受け入れ愛することができるようになり、とがめる気持ちもいらだちも消えてなくなります。いらだちのエネルギーが、愛のエネルギーに変化したのです。

ブッダは一般の人々に対して、その身体面にも感情面にも、豊かな愛と思いやりを注ぎました。弟子たちに対しても、自分の体と心に立ち返り、それらに意識を向け、いたわり、癒しと活力を与えるように望みました。ブッダの人間理解はそれほど深いものだったのです。

エクササイズ 6 心をいたわり解放する

九　息を吸いながら、心に気づく。息を吐きながら、心に気づく。

十　息を吸いながら、心を幸福で満たす。息を吐きながら、心を幸福で満たす。

十一　息を吸いながら、心を集中させる。息を吐きながら、心を集中させる。

十二　息を吸いながら、心を解放する。息を吐きながら、心を解放する。

この四つの呼吸瞑想は、呼吸で心を解放していく様子を示しています。四種の気づきを確立する経典には、「心において心を」観察するように書かれています。心に形成される思いについても、主体と対象を隔てない不二の視線で観察することができます。青空を見上げるとき、見ている人と永遠の空との境界が消えれば、自分と青空とが深くつながっていることが感じられます。

一粒の塩が海辺にたたずみ、こう問いかけます。「海はどのくらい塩辛いのだろう」。海に飛び込みひとつになればわかる、それだけが答えです。

心とは、蔵識*のなかに種として存在する心理的な現象の集合です。それらが意識上に心の固まりとして現われるとき、気づきのチャンスが訪れます。心の固まりが現われたらすぐ呼吸とともにそれを確かめ、さらに観察を進めていくと、それが心の全体とどう関わっているかが見えてきます。瞑想九は、「息を吸ったり吐いたりしながら、この瞬間に心に存在する思いを確認する」という意味です。

心理的なこの形成物を意識的な呼吸で確認するとは、それを認め、受け入れ、それとひとつになることです。ひとつになるとは、飲み込まれてしまうことではありません。認め、受け入れ、ひとつになる働きをする主人公は、気づきのエネルギーだからです。思いという心の形成物と気づきがひとつになったとき、

*――阿頼耶識（あらやしき）ともいう。人間の八つの意識の段階のもっとも深層にあり、存在を支える。そこに一切の法（ダルマ）を生む種子が内蔵されているとされる。

思いはまったく自然によい方へと変化します。

はじめの四つの呼吸の瞑想は、呼吸とひとつになり、あらゆる思考、分別の心、妄想などを手放すための瞑想でした。いっぽう瞑想九では、思考や妄想などの心理現象が生まれるたび、それを確認します。

チッタ（個別意識）は、感覚、認知、思考、理性などの心理現象のすべてと、それらの対象を含みます。それは、独立した不変の心理的テーマではありません。心とは、つねに流れてやまない心理現象の河なのです。その河のなかでは、あらゆる現象の生起、持続、消滅が、その他の現象の生起、持続、消滅につながっています。この心理現象の生起と展開を認識することは、瞑想の要点です。

心に生まれる形成物に気づいたなら、それが健全なものかそうでないか見分けてください。執着、嫌悪、無智、傲慢、疑い、我見へのとらわれなどは不健全な形成で、苦しみを生み出します。たとえば、瞑想の師であれ仲間であれ、だれかが不善をなしているのを疑うことは苦しみです。教えに疑いを抱き、まわりのだれひとり信頼できないなら、それも大変な苦痛です。確信や信頼がなければ瞑想はできません。

傲慢さも向上を妨げます。人よりも優れている自分にだけ真実が見える、などという考えは、安らぎや喜びとはまったく相容れません。

心の振る舞いはいつも気ままで不安定、岩を洗う急流のようなものです。古い仏典のなかで心は、枝から枝へと飛び回る猿、または暴れ馬によくたとえられます。心に何が起こっているかしっかりと確認できれば、そこにある形成物をはっきりと見つめることができ、それを静められます。心に安らぎ、喜び、静寂をもたらす方法は、これ以外にありません。

あなたの内なる本来の家に帰り、自分を大切に扱いましょう。まず身体、そして感覚、さらに思いという心の形成に対して。まず思いの固まりが自分の心に存在することを認めましょう。それにしがみついたり、しまっておいたり、執着することなく、かといって忘れることもせずに。これが、思いをありのままに認識することです。その存在に気づいたなら、本来の名前で呼び、「ここにいて大切にするよ、君は私自身なのだから」と話しかけましょう。

わが家——自分自身に帰るなんて気持ちにはなれない、そういう人がたくさんいます。そうするのが怖いからです。私たちには、触れたくない心の苦しみや葛藤がたくさんあります。人生には時間が足りないと不平を言いながら、自分に立ち返ることもなく、暇つぶしに精を出す。テレビを観る、小説や雑誌を手に取る、ドライブにでかける、そうして逃避しているのが私たちなのです。私たちは自分自身から逃げ、体や感情や心の働きに向き合うことを避けています。

自分という家に帰りましょう。親や友人、仕事場や社会ともめ事が起きるのは、あなたの心のなかで争いが起こっているからです。

内なる戦争は、他にも飛び火します。身体（色）、感覚（受）、認知（想）、思いの形成（行）、意識（識）——五蘊《ごうん》は、大きな領域を持っています。一人ひとりが、その五つの要素という領土の王であり王女です。しかし統治者としての私たちは、今まで十分に責任を果たしてきたとはいえません。自分の領土を見回りきちんと治めようという気持ちがなく、それを放置してきました。領土内では多くのいざこざが起こり、今や事態は悪化するばかりです。私たちが逃げ腰で、自分の国に目を向けることを恐れたからです。ブッダは、自分の本来の家に帰って事態を治め、平和と調和とを取り戻すよう説いています。

家に帰るのが怖いのは、私たちが自分の身を守る道具や手段を持ち合わせていないからです。気づきを身に着ければ安心してそこに戻ることができ、痛み、悲しみ、鬱屈などに打ち負かされなくなります。気づきとともに家に帰り、心のなかの傷ついた子ども（インナーチャイルド）にこのマントラ（魔法の言葉）をあげましょう。

「愛するぼうや、ただいま。いつでもここにいて、抱っこしているよ。長いこと放っておいてごめんね」。気づきの歩く瞑想や、気づきの呼吸をしばらく練習することによって、わが家に帰り、痛みや悲しみを受け止めることができるようになるでしょう。

坐る瞑想を行っていると、心に何かの思い（形成物）が現われて瞑想を妨害することがあります。そういうときには、その思いをひとつずつ確認するよう努めましょう。これも瞑想です。思考、感覚、知覚、痛み、悲しみなどが起こってきたとき、意識的呼吸によってそれらをあるがままに受け止めます。「知っていたよ。そこにいるんだね。安心して、ここにいてあげるから」と話しかけ、抱きしめてあげましょう。嫉妬心、恐れ、憎しみ、絶望、不安など、有益な思い、苦しみになる思い――瞑想九ではあらゆる内面的な形成物が対象になります。

自分の興味が惹かれるものを瞑想の対象にすれば集中力が十分に発揮されるので、これらの不快な思いは静まります。これを使った方法が誘導瞑想（ガイデッド・メディテーション）、または指示瞑想と呼ばれるものです。ここでは特定の瞑想のテーマを選び、それを深く見つめ、洞察していきます。テーマが魅力的なら、集中力は強まります。対象にあまり興味が持てなければ、努力しても眠気が去らず、いろいろな思考が湧いてきて止まらないでしょう。

誘導瞑想のひとつに、自分が執着している物事を名づけてすべて書きとめるやり方があります。他には、心を喜びで満たすために、日々自分に何を与えられるか考えて書き出すやり方もあります。そんなにたくさんあるだろうかと思えても、坐って深く観ていけばかなり見つかるものです。

心に取り組む方法は他にもあります。心に浮かんでくるあれこれの物事を、気づきで受け止めるやり方です。意識的な呼吸を安定させながら、心に生じる形成物を確認するのです。健全な思いを受け入れるときには喜びと幸福感が強まり、その思いも広がります。慈悲の心と真理の教え（法《ダルマ》）への信頼が生まれたことに気づき、自分が得た幸せによって豊かになります。否定的で不健全な、苦しい思いが現われてきたときには、それを確認し、受け止めながらなだめ、深く見つめていきましょう。

瞑想十は、心に喜びをもたらします。五や六と比べてみてください。五は喜びを、六は幸福感を経験することが目的です。この三つの方法のどれもが、瞑想の集中のなかで無上の喜びと安らぎの領域へといざないます。瞑想十の目的を満たすには、確信、誠意、思いやり、理解、忍耐、平静さなど、自分のなかにすでにある健全な形成物を知り、それとつながることです。健全な心の働きに気づくたびに、心は喜びに満たされます。

これによって安心感がもたらされ、集中力が養われます。ブッダは、私たちが安らぎと喜びの感覚で満たされることを望んでいます。心のなかの思いを喜びに変える（瞑想十）、つまり心を幸福感で満たすことは、自分の心のなかにもともと存在する尊い形成物（思い）に出会うことなのです。

たとえば、自分が励む道に自信と信頼があれば、それは大きな支えになります。これはすべき、あれはすべきでないと見分けることも、助けになります。

人が坐って瞑想する姿を見て、それがいいと感じたなら、自分もそうしたいという気持ちが生まれるでしょう。

あなたに非暴力という健全な気持ちがあり、畑のレタスを食べるナメクジや芋虫の命を奪いたくないと思うなら、暗いうちに懐中電灯を持って出かけ、レタスからナメクジや芋虫をやさしく取り除き、他のどこかへ移すよう心がけるでしょう。または、工場式の畜産や、動物の虐殺、人間の食料用穀物の不足からくる大勢の子どもたちの餓死などに胸を痛めて、菜食主義者になろうと決意するかもしれません。どれも非暴力という心の形成物から生まれた決意です。

瞑想十を、坐る瞑想のなかで応用する方法がいくつかあります。

「息を吸いながら、心に非暴力という思いがあることに気づく。息を吐きながら、幸福を感じる」「息を吸いながら、今自分がしている瞑想を信頼する。息を吐きながら、幸福を感じる」「息を吸いながら、この瞬間いかなる欲にもとらわれていないことに気づく。息を吐きながら、幸福を感じる」「息を吸いながら、だれにも怒りを抱いていないと気づく。息を吐きながら、幸福を感じる」

これでおしまいではありません。さらに「心の形成物（思い）をよく観察し、意識の光を注ぐ」ことで、明晰な理解を目指して瞑想を続けることです。このくもりなき理解だけが、完全な自由へと導いてくれるのですから。

なぜ喜びを育むのでしょうか。喜びは、私たちが強さを備え、瞑想の道を歩んでいくのに必要なエネルギーを与えてくれるからです。ブッダは、身体の緊張を解き、心地よさを受け入れ、喜びと幸せの糧を得なさいと教えています。喜びを育てれば、幸福は揺るぎないものになります。

意識のいちばん奥には、健全な善い種がたくさん埋もれています。それらの種を見つけ出し水を注げば、やがて意識の表層――顕在意識に芽を吹いてきます。深く見つめる練習を重ね、自分の内なるそのすばらしい種――気づき、真の目覚め、理解、喜び、慈しみを見つけてください。

心のなかの愛の種に触れたことがないから、愛することなどできそうにないという人もいるでしょう。瞑想を通して、また仲間の支えがあれば、愛や許し、慈しみや喜びの種に触れることができるようになります。「知りませんよ、喜びなんて。私のなかには、喜びのかけらもないのです」という人もいます。きっとその人は、心のなかの喜びの種に触れる機会を持てなかったのです。その種に触れ、受け入れるのがこの瞑想です。これは喜びを育てる瞑想なのです。

健全な種に水をやり、苦しみの種には水を注がないように、生活を整える必要があります。疑い、絶望、怒りなどは、だれもが持っている種です。人によって、それがより強いかそうでないかの違いがあるだけで。他のだれからも苦しみの種に水を注がれたくはありませんね。水を注がれるたびに苦しくなるのですから。

苦しみの種への水やりを止めたら、さらに進んで、幸せ、慈しみ、許し、喜びなどの健全な種に水を与えましょう。私はこれを「選択的な水やり」の実践と呼んでいます。雑草ではなく花に水を注ぐ、そうすれば他の人たちの心にも花が咲きます。水をやることでだれかの微笑みを見ることができれば、その幸せは自分に返ってきます。瞑想の結果は思ったより早く現われるのです。

ブッダが教える意識的な呼吸の瞑想の十一番目は、心の集中です。自分の持つ集中力を動員して、心にある形成物に気づきを向けましょう。集中とは、心のエネルギーをひとつの対象に向けることです。これをパーリ語で「エカガッタ」といい、「一点に集めること」を意味します。心にそのつど形成される思いは、たとえば「確信」というような、特有の性質を持った現象です。

その心の形成物に触れ、確認し、さらにその名を呼んでみましょう。この瞑想から喜びのエネルギーが生まれ、「確信」という思いは強められます。

否定的な思いを扱うときにも、それを確認し、名前を唱えて、心のエネルギーをそこに向けます。心に受け入れ深く見つめるだけで、否定的な思いは変容をはじめます。冷え込む朝に、目覚めて火を起こすとします。炎の熱で空気は温まります。部屋を暖めるのに、わざわざドアを開いて冷たい空気を追い出すことはありません。必要なのは火の世話だけです。

否定的な思いについてもすべきことはただひとつ、気づきの炎の温もりによって見守ることです。対象への集中を途切れさせないことによって、初めて観察が可能になります。観察によって心の対象は照らし出されます。スポットライトの光のなかに立つステージの演者のように。この対象は生きているので、時がたてば変化し、位置も変わります。主体である心も生き物です。そして集中した状態において、主体と対象はひとつに溶けあうのです。

呼吸も集中した心の対象です。すべての意識を呼吸に集めれば、心と呼吸はひとつになります。これが集中しているということです。最初に呼吸に集中してから、その他の生理的、心理的、身体的現象に移ることもできます。集中があって初めて、深く見つめる瞑想（観）が成り立つのです。

瞑想十二では、心のなかのあらゆる「結び目」を解いていきます。この結び目には、過去の悲しみや記憶、未来への不安や取り越し苦労、今感じているいらだち、恐れ、疑いの感情、または不正確な認識から生まれる混乱など、すべてが含まれます。心の集中なしには、観察によって対象を照らし出し、さまざまな障害から自由になることはできません。身体と意識を深く見つめれば、心のなかにある結び目が見つかります。それを解き自由になる方法を知らなければ、幸福になることはかないません。

親しい相手から無愛想で意地悪な言葉を言われたとき、心に結び目ができます。たとえ小さくても、それは結び目には違いありません。ほうっておくと大きな障害になりかねないのです。もし相手が同じ過ちを繰り返したら、その結び目は大きくなります。

これに気づかずにいると、互いに心に結び目を作り合い、知らないうちに相手と目も合わせなくなって、テレビだけ観て暮らすことになるかもしれません。

心の結び目を解こうとするなら、最愛の相手とともに新たな一歩を踏み出してください。「なぜあんなことを言ったの？　どうしてあんなことをしたの？」。こうして話しかけてみましょう。

瞑想の経験を積めば、結び目が頑固になることを防げるはずです。気づきの生活を実践している人は、結び目ができたときに気づきます。正しく瞑想できているなら、それを放ってはおけません。すぐにその結び目を解いて、幸福が長く続くように努めようとするはずです。

心の解放というときの「心」とは、人を不安にさせ、苦しめ、方向を誤らせるような、さまざまな思いの固まりをさしています。心を開けば、集中の光が対象のありのままの姿を照らし出し、解放に導いていきます。これは糸にできた結び目を解くのと同じです。心を落ち着け、じっくりと取り組んでいきましょう。落ち着いて満ち足りた気持ちで、心をすみずみまでよく観察すれば、どんな混乱からも解放されます。「息を吸いながら、すべての結び目が解けるように心を開く。息を吐きながら、すべての結び目が解けるように心を開く」

深い集中（禅定《ぜんじょう》）は苦しみの本質への理解を助けますが、そこから生まれた洞察は、苦しみを焼きつくすことができます。集中のエネルギーは、対象を変化させる力を持っています。ブッダの教えのなかでも、集中にはとりわけ重要な意味が与えられています。

集中には必ず集中の対象があります。ブッダは、さまざまな集中の方法を教えました。心を解放するそれらの方法から、自分に必要なものを選んでください。無常を対象にする、無我を対象にする、慈悲を対象にする、相依相即（相互存在の法則）を対象にする――さまざまな方法があります。一つひとつの集中（三昧《サマーディ》）には、名前が付けられています。

慈しみと思いやり（慈悲）を深く瞑想すれば、大きな安心が得られ、癒しの甘露が注がれます。サンスクリット語のマイトリーとカルナーは、慈しみと思いやりという意味です。

だれかに苦しめられたとき、その相手をひどい人間だと思う。あなたはそんなときどうするでしょうか。そういう人が、あなたや家族、国に苦しみを与えています。あなたはひどく苦しめられて、仕返しをしてやろうと思います。その相手、または集団が苦しめば、胸がすっとするからです。

これは相手を裁こうとする心です。しかしその憎しみ、怒り、復讐への欲求は、燃える炎と同じです。その炎はあなたの体や心を炙り続け、あなたを地獄へ落とすでしょう。地獄は今ここにあります。神の王国は今ここにあると前に書きましたが、地獄も同じ、今ここに存在するのです。もしも苦しみの炎に焼かれるに任せていたら、その憎しみ、怒り、絶望の炎は肉体ばかりかあなたの存在全体に及び、眠ることもできなくなるでしょう。

慈しみと思いやりを集中して瞑想すれば、苦しみは和らぎます。相手に気づきを向けたとき、その人の苦しみもまた大きいとわかるでしょう。自分がひどく苦しんでいるのにその手当をせずにいると、苦しみを周りに振り撒き、だれかをその犠牲にしてしまいます。だれでもその可能性があります。苦しいとき苦しみの扱い方を心得なければ、自分が苦しみ続けるだけでなく、最愛の人や周囲の人たちを巻き込んで苦しめることになるのです。

深く見つめてみましょう。その苦しんでいる人が、幼い頃両親から愛することや思いやることを教えてもらえなかった、という事実がわかるかもしれません。両親によって心にたくさんの傷を受けながら、だれもそれを癒す手助けをしてくれなかったのです。学校に上がっても先生や同級生の支えはなく、そうするうちに、怒り、苦しみ、憎しみの種は成長を続けました。この人に必要なのは、処罰ではなく援助です。

相手の心を深く見つめ、そこに苦しみがあることに気づいたら、この真実がわかります——人には助けが必要なのだと。その反対に罰するなら、その人の苦しみはもっと大きくなるでしょう。

このことに気づいたら、相手を何とかして助けてあげたいという気持ちが生まれます。気づきは、思いやりという甘露をもたらし、憎しみと怒りを溶かします。思いやりの甘露の働きはすばらしく、苦しみはたちどころに消え、燃え盛っていた炎も収まるのです。これがメッタの瞑想——慈しみと思いやりの瞑想の働きです。

私自身の経験からも、思いやりに集中する瞑想はすばらしいものです。たった十五分、深く呼吸をして深く見つめる瞑想をすれば、相手がその人自身の苦しみの犠牲者であることが見えてきます。その人は、あなたの裁きではなく助けを待っています。

思いやりの甘露がふいに心に生まれれば、あなたのハートは祝福され、苦しみは消えていきます。代わりに人のために何かをしたり、声をかけてあげたくなるでしょう。愛情をこめた言葉が難しければ、手紙でもかまいません。相手の助けになる親切な言葉が何か見つかるはずです。

それでも、自分自身を助けられないうちは、相手を助けることはできません。安らぎと思いやりは、いつでもあなた自身からはじまるのですから。

エクササイズ 7

すべての現象の本質（諸法実相）を深く見つめ、光を注ぐ

十三　息を吸いながら、あらゆる現象（法《ダルマ》）の無常の本質を見つめる。息を吐きながら、あらゆる現象の無常の本質を見つめる。

十四　息を吸いながら、欲の消滅を見つめる。息を吐きながら、欲の消滅を見つめる。

十五　息を吸いながら、終息（涅槃）を見つめる。息を吐きながら、終息を見つめる。

十六　息を吸いながら、放棄を見つめる。息を吐きながら、放棄を見つめる。

ブッダが説いた瞑想十三では、あらゆる存在（諸法）は無常であるという真実に光を当てます。生理的、心理的、身体的な現象は、例外なく無常の性質を持っています。すべての現象の無常の本質を深く観るこの瞑想は、もっとも基本的な瞑想です。

無常という言葉を耳にしただけで、わかった気になっていることはありませんか。無常は、言葉や概念とは別次元のところにあります。それを理解するには瞑想の実践しかありません。思考を止め深く観察する瞑想（止観）を日々重ねない限り、無常という真実の実体験はできないのです。

「今日あるものが、明日にはなくなる」、それだけが無常ではありません。無常の瞑想は、とりわけ深くて根本的なすばらしい道です。他から離れ、それ自身独立して永遠に存在し続ける現象は皆無です。すべては絶え間なく変容を続け、独立した「個」を持ちません。

無常は同時に、無我（アナートマン）であることを意味します。これは、森羅万象の本質に対する仏教の基本的な考え方です。「息を吸いながら、対象を深く見つめる。息を吐きながら、その対象の無常の本質を観る」。観察の対象は花や葉、動物、何でもかまいません。深く見つめると、一瞬ごとにそこに変化が起こっていることがわかります。

一瞬のことをサンスクリット語で「クシャナ（刹那）」といいます。もっとも短い時間の単位です。たった一秒にたくさんの刹那が含まれています。この種の無常のことをクシャナ・アニッチャ、つまり「一瞬ごとの無常（刹那無常）」と呼びます。

また現象が生まれ、持続し、終息する循環を終えたとき、はっきりとした変化が認められますが、こちらの無常は「循環のなかの無常（相続無常）」といいます。熱を加えると、水は持続的に温まり続けます。これは刹那無常です。そのうち突然、水から蒸気が現われます。この蒸気の出現は、相続無常と言えるでしょう。

循環する変化の相を深く見つめてみましょう。それがいのちに必要な過程であり、その出現に驚くことも必要以上に苦しむこともないと知るためです。自分の体の無常を、周りの物事の無常を、愛する人々の無常を、自分を苦しめる人たちの無常を深く見つめましょう。変化を深く見つめなければ、無常とは愛するものを奪い去る、いのちの持つ残酷さの現われとしか感じられないかもしれません。

深く観る瞑想を実践すれば、無常はマイナスでもプラスでもないことがわかるでしょう。無常は無常以外の何ものでもありません。無常がなければ、いのちは成り立ちません。無常なしに、自分の苦しみや愛する人の苦しみを幸福に変えることが考えられるでしょうか。無常がなくて、非道な圧政の民主化への希望が抱けるでしょうか。

無常は、相互依存（縁起）の法則とも通じています。あらゆる現象はひと時も休まず変化し続け、独立した個は存在しないからです。一輪の花は、水、空気、太陽光といった、花ではない要素をつねに受け取っています。それはまた、世界に向かって何かを与え続けています。花自体、変化という流れそのものですが、人間もまた変化し続ける流れです。そこでは一瞬ごとに、流入と放出が起こっています。

花を深く観てみましょう。それはつねに生まれ死ぬことを繰り返しながら、他の存在との関わりから離れることはありません。宇宙を形作るものはみな、互いに依存しあって存在しています。中部経典には、「これがあるのは、あれがあるからだ。これがないのは、あれがないからだ」とあります。無常はまた、「固定した形がないこと（アラクシャナ＝無相）」ともいえます。存在のありのままの姿は、どんな概念や言語表現によってもとらえられません。私たちには、知覚と思考の媒介によって現象をとらえる癖がついているので、現象の源にある本質にじかに触れることができなくなっています。知覚と思考は「固定した形

（相）」の世界のものなのです。

万物には「固定した形がない」という性質を理解するために、よく引き合いに出されるのが、波と水のたとえです。波は高くなったり低くなったり、現われたり消えたりしますが、波を作っているもとの水には、高低も生滅もありません。高い低い、生じ滅する、これらの相は水の実体にはまったく影響しないのです。

私たちは外見に影響されて、泣いたり笑ったりします。物事の実体を見たことがないからです。実体（スヴァバーヴァ＝自性）とは、あらゆる現象の本質そのもの、そして私たちの本性でもあります。波が生まれ死んでいく、その側面だけを見るところに苦しみがあります。波のもとである水に目を転じ、どんな波も水に戻っていくことを知れば、恐れはなくなります。

瞑想をはじめて間もない頃には、私たちは何ひとつとして変わってほしくない、物事は別々に分かれて存在しているはずだと考えます。そして、現実の変化に苦しめられます。

ブッダは、衆生が苦しみから自由になれるように、無常と無我という真実の鍵を手渡しました。万物の無常と無我の本質を深く見つめるとき、私たちはこの鍵を使ってありのままの世界、ニルヴァーナ（涅槃）への扉を開こうとしているのです。そこでは、恐れ・苦しみは消え、年齢ばかりか生死さえ問題ではありません。ふつう言われるように、「存在したのち存在を終える」、という意味での死は存在しないと悟るからです。この世のすべては変化し続けるということがわかるでしょう。

「息を吸いながら、無常の本質を観る。息を吐きながら、無常の本質を観る」。瞑想の成果を得るには、これを何度も繰り返し行う必要があります。自分自身で、または仲間とともに、坐る瞑想に限らず、庭の水やり、皿洗い、階段の昇り降りなど、さまざまな場面で応用してください。万物の存在の本質には、固定した形がありません（無相）。それは概念や言語では把握できないものだからです。

把握できないこの万物の本質を、空とも呼びます。空は、存在に対する非存在とは違います。それは無相のことであり、生と死、存在と非存在、増と減、浄と不浄といったあらゆる概念の檻から自由であることです。呼吸の瞑想十五では、この洞察を深めていきます。

般若心経にはこうあります。「あらゆる現象は空の現われである。それは作られることも壊されることもなく、汚れていることも浄いということもなく、増えることも減ることもない（是諸法空相　不生不滅　不垢不浄　不増不減）」

空とは未来にあてを作らないこと（アプラニヒタ＝無願）でもあります。あらゆる存在の意味は、究極の目的を達成することではありません。万物の本質には何かを付け加えることも取り去ることもできず、そこにははじまりも終わりもありません。私たちは、現に存在する物事を離れた他所に、悟りを求める必要はないのです。一つひとつの現象の「実体」のなかにこそ、悟りの本質が完成された形で存在するのですから。

古代ギリシャや中国など多くの地域において、先師たちはすべては移り変わるという教えを説いてきました。仏教では、無常によって現実を説明するだけではなく、それを使って真の理解を目指すよう教えています。無常を理解するには、縁起と空の教えを飲み込む必要があります。無常は、ありのままの真実への扉を開くための第一の鍵なのです。

無常はまた、集中の一種であるサマーディ（三昧）です。この世は無常であると頭でわかっていても、私たちは現実が不変であるかのように振る舞います。ですから日々どんな瞬間にも、無常の洞察を保とうとする訓練を続けてください。そうしてはじめて、智慧と幸福が不動になるのです。

人生と現実は無常です。だからこそ、私たちは不安になるのです。この不安感に向かい合うために、今この瞬間を深く意識して生きる教えを学び実践する必要があるのだと、私は思います。この瞬間とうまく付き合うすべを身につけましょう。この瞬間を深く意識しながら生きれば、後悔することはなくなります。自分も目の前にいる人も、ともに生きていることが実感できます。自分が意味深い人生を生き、この瞬間を共有する相手が幸せでいるために、今ここを慈しみ、できる限りの努力をしましょう。

一杯の水を飲むときには、その行為に百パーセント自分を投入しましょう。日常生活のどんな瞬間にもそうであるように、訓練を重ねてください。

抱擁は深い瞑想です。あなたの全存在をその瞬間に注がなければ、この瞑想は正しく行えません。両腕を広げて相手を抱擁しながら、気づきの呼吸を三回行ってください。「息を吸いながら、この人がこの腕のなかで今も生きていることに気づく。息を吐きながら、深い幸福を感じる」。その瞬間、いのちがありありと感じられるでしょう。

無常こそが、ありのままの真実への扉を開く鍵です。それは、集中であり瞑想です。私たちは、物事は無常だと頭ではわかっています。また、それが真実であることに異存はありません。現代の科学者たちも無常を受け入れています。しかし現実には、人はみなすべてが不変であるかのように振る舞っています。無常を見抜いても、それを生かさなければ意味がありません。どんなことに出会っても、そこに無常の本質を見て取ることが大切なのです。

無常という観念と無常の洞察とを混同しないでください。無常という考えとそれに対する理解があっても、その本質が見抜けないという場合もあります。洞察にはいのちがあります。無常の本質を洞察すれば、無我の本質が見えてきます。両者は別物ではないからです。すべては一瞬ごとに移り変わり、つぎの瞬間にもまったく同じということはありえません。無常とは無我であり、両者はひとつです。時間という観点からは無常といい、空間という観点からは無我というだけで、じつはまったく同じことなのです。

呼吸の瞑想十四の目的は、深く見つめながらすべての現象の本質を照らし出すとともに、欲の本質*を明らかにすることです。幸福は、未来に達成したいと思う願望からはやってきません。そのうち幸福になれるだろうと期待しながら、欲求の対象に執着しても仕方がないのです。

釣りをする人がときおり使う、疑似餌というものがあります。魚はそれを本物と思い込んでかみつきます。もしそれが偽物だとわかっていたら、食いつくことなどないでしょう。苦痛が待つことは明らかですから。「もしあれさえあれば、幸せになれるのに」、あなたにそんな思いがあるとしたら、そのときこそ呼吸の瞑想十四を行うのに最適なときです。

博士号を持たなければ、幸福になれるはずがないと思っている人がたくさんいます。幸福のためになぜ学位が必要なのでしょう？　学位があれば幸せになれるはず、というのは頭のなかの考えにすぎません。学位を手にしても不幸なままという可能性も大いにあるはずです。結婚または離婚によって初めて幸福

＊——原注16（五一ページ）を参照。

になれるという考えも、ただの絵に描いた餅です。そうすることで残りの人生が幸福なものになるかどうかなど、何の保証もないのです。実際には、その反対になるかもしれません。

私たちの欲の対象の本質が、絶えず変化し崩壊に向かうものであるとわかれば、いつも同じであって欲しいという願望は消え失せます。一輪のバラ、一片の雲、人間の肉体、一本の大木、すべて分解の途上にあります。あらゆる法《ダルマ》——すべての現象は、生まれ、持続し、変化し、やがて消滅する、それぞれの段階を経ていくのです。

瞑想をするときは、すべては無常であり消滅する運命にあることを、はっきりと観なくてはなりません。あなた自身の存在を作っている五蘊——五つのスカンダ（集合）も例外ではありません。九相観*1は、ブッダの在世時に行われていた特別な瞑想です。これは死体が膨れ上がり、塵や灰となって消え去るまで、その分解の過程を観察するというものです。

「課虚（空の教え）」のなかで、ヴェトナムの十三世紀の王である陳太宗《チャンタイトン》[＊2]は、このように洞察しています。

その昔輝くばかりの頬と桃色なす唇も
今は冷たき灰と白々とした骨に成り
その地位も名声も凌ぐ者とてなかりしが
今や永遠の夢の藻くずとはなれり
富と高貴を恣《ほしいまま》にして来し者も

＊1——原注14（五一ページ）を参照のこと。さらにくわしくはティク・ナット・ハン著『ブッダの〈気づき〉の瞑想』（野草社刊）のエクササイズ9　変わり続ける身体（九七ページ〜）参照。

＊2——陳太宗（チャン・タイトン　一二一八〜一二七七）十三世紀の陳王朝（現在のヴェトナム北部）の最初の王。四十一歳で王位を息子のチャン・ホアンに譲り、二冊の著作『禅宗旨南』と『課虚』の執筆にうちこんだ。ティク・ナット・ハン著『禅の鍵』（春秋社刊）の巻末にこの詩がある。

無常より逃るるすべなし
妬み、奢り、我執に満ちたる
我が身にして空に他ならず
大きなる権力、才覚、思ひを遂《と》げし者なりとも
そのものに真実の処《よ》り所なし
四大*は終《つい》には解け去るゆえに
老いと若きを分くる由なし
ひび割れが山々を崩すごと
勇者の死はさらに疾《と》く
黒髪のいのちははかなくして
無常忽《たちま》ちに到りて白髪に変ず
心の友は今や儚《はかな》くなり
我死なば人来りて弔うことあらむを

六尺の乾きたる骸骨を前にして
なお富を求める空しさよ
血を湛えしこの皮袋
執着ゆえに何ぞ永き年月を苦しむ

肉体を観るための智慧がここにあります。これはまた、今は細やかで機敏な自分の心が、早晩老いて鈍くなっていくさまを観る方法でもあります。同じように、河、山、家、財産、健康など、すべてを瞑想してください。私たちは、欲の対象の外見にだまされやすいものです。深く見つめる瞑想の光のなかでは、それらは危険な釣り針をなかに隠したプラスチックの疑似餌と変わりません。その正体が明らかになれば、欲も消え去ります。

*――火水土気の四大元素。

課虚の洞察は、いのちを愛する気持ちを損ない、人を悲観に陥れるもくろみだと、苦笑する人がいるかもしれません。それは当たっているとも、はずれているともいえます。良薬は口に苦いものですが、病を癒すことができます。現実は残酷であっても、私たちが癒される道は、物事をあるがままの姿で見つめること以外にありません。あるがままの現実こそ真の解放の礎です。人生はあまりに早く過ぎ去り、その突然の終わりは何ものにも止められません。

喜びというのちの流れは、鉱物界から植物界を経て動物界に至るまで、どんな存在のなかにも流れています。無智、偏狭さ、不安、悲しみなどの心の状態は、狭い自我という考えに閉じこもることで、私たち自身が創り上げたものです。実際に存在している自分自身をあまりにも狭くとらえると、人生は、この肉体、持ち家、パートナー、自分の子ども、財産などに限られてしまうのです。

自らが創り上げたこうした制約を超えて意識を広げていければ、自分のいのちがすべてのものに宿っていることが見えてきます。そして、波の生滅が水の存在に影響しないように、崩壊しゆく現象がいのち自体を傷つけることは不可能であることがわかります。

観察の瞑想によって、こうして崩壊しゆく対象に一つひとつ光を投げかければ、生死に直面したときでも微笑むことができます。そして、人生に深い安らぎと喜びが訪れるのです。

ブッダは、欲の対象の本質を深く見つめなさい、そうすればありのままの現実がはっきりとその姿を現わし、誤った知見にとらわれることがないと説きました。欲や渇望の対象を持たない人はいません。私たちは望みのものを手に入れなければ幸せになれないと思い込み、その対象を追い求めます。ブッダは、対象を気づきと集中によって深く見つめなさい、そうすればその真の正体が現われてくると教えています。これが、「渇望の不在（欲の消滅）を感じながら息を吸う」という瞑想の目的です。

相当の資産がなければ幸せにはなれないという思い込みから、人は富を求めます。しかし資産家は、当の資産が人をどん底に落とすこともあると知っています。富は幸福の条件ではありません。お金があると、自分が強くなったように感じるかもしれません。その全能感こそ、自我、差別、妄想、無智という観念と結びつきやすく、大きな苦しみのもとになりうるのです。自分の欲や渇望の対象を深く見つめてみましょう。それが求めるべき対象ではないことがわかってくるはずです。

アルコール依存になった人は、それなしでは満たされないと感じます。アルコールの本質を深く見てみましょう。その生産過程や摂取による自分自身や周囲への影響、アルコール類と自分の肝臓、心臓、気分、意識との関係性などです。十分に深く観察できていれば、その渇望の対象が幸福の条件にはなりえないことがわかります。アルコールが原因で地獄の苦しみに陥り、絶命に至ることさえあるのに、長年それを求め続けてしまう人もいるのです。

ブッダは、一杯の水を求める渇いた男のたとえをあげています。男の目の前の水は冷えて、爽やかで、おいしそうに見えますが、じつは毒が混じっています。ある人が忠告します。「それを飲んだらいのちを落とすか、死ぬような目にあうぞ。言っておくが飲むんじゃない。飲み物なら他にもあるだろう。喉を潤すのなら何を飲んでもかまわない。けれど、これだけはやめておけ」。しかし極限まで喉が渇いた男は、水の魅力に負けて、死を覚悟しました。男は水を飲み干し、「きっと死ぬだろう」と思い、実際に苦しんだのです。富、名声、性欲、食欲もこの話と同じです。

死にたくはないし、苦しみたくもないのが人情です。しかし自分自身の欲によって、人は苦しみの手中に落ちるのです。気づきと集中によって、欲の対象の本質を深く見つめましょう。欲の正体がはっきりわかれば、もうそれを追い求めることはなくなります。

プラスチックの疑似餌に喰いつく魚と、人間も似たり寄ったりのことをしています。欲の対象は、私たちの眼には歪んで映っています。それを手に入れなければ人生は意味を失い、幸せになれないと私たちは思い込みます。幸せへの道は数え切れないほどあるのに、幸せがやって来る扉をどうしたら開けられるのか知らず、渇望の対象を追いかけているのです。求めるものを追えば追うほど苦しむという現実を、多くの人が経験しているはずです。

ブッダは、渇望の対象こそが幸福を授けてくれると思うのは、心が病んでいるのだと言います。欲の対象は人のいのちを奪うことさえあります。気づきの呼吸で欲の対象をじかに見つめ、深く観てください。そのとおりにできれば、私たちは欲から解放され、これまでとは違うところ――「今ここ」に幸せを求めるようになるでしょう。

一人ひとりがこのことを学び、実行すべきです。若い世代にもこの学びと実践ができるよう導きましょう。「本当の幸せとは何か。幸せは可能か。幸せの源や条件は、今この瞬間のなかにあるのだろうか。未来に幸せを求めるべきか」。どんな疑問からも学ぶことはできます。

セラピスト、教師、政治家、だれでも学びの必要はあります。人はみな、幸せを手に入れ、苦しみを和らげたいと願うからです。深く見つめる瞑想の輪に加わりましょう。そしてそこでともに得た洞察を、社会や国に伝えましょう。

苦しみからの脱出口は必ず見つかります。幸せを確かにつかむ道もあります。それは、苦しみの本質を深く見抜くことです。苦しみの原因がはっきりわかれば、出口は見つかるのです。

金剛経は、四つの観念（四相）を捨てるよう説いています。まず、私はこの肉体であると思い込む「自己」の観念（我相）です。あらゆる存在はそれ以外の要素で成り立っています。花は、種子、太陽、土、雨、その他の要素からできています。

「あれがあるから、これがある。あなたがいなければ、私はいない」。この真実と相容れない「私自身」という自己の観念を手放すことが、何より重要です。

ることなのです。

「私自身」という観念を捨てるために必要なのは、現実の本質を深く見つめ

「私自身」という言葉は、「私自身」という観念があるから生まれます。父親が自分自身を深く見つめ、その息子が父親を深く見つめるとき、彼らは互いの存在が関わっていることに気づきます。父親は自分が息子であり、息子も自分が父親だとわかるのです。この場合「互い自身」という表現がふさわしいでしょう。

そのつぎが「人間」という観念（人相）です。この観念を手放すのはそれほど難しくないでしょう。人間をよく見つめれば、人間と動物の共通の先祖が見えてきます。さらに深く観ていくと、植物や鉱物の先祖も見えるでしょう。人間は、人間以外の要素でできています。自分は、岩、河、雲、リスやバラでもあるということが見えます。私たちが自分から人間以外の要素を取り去ったとしたら、自分も跡形もなく消え去るのです。

これはディープ・エコロジー*の深遠な教えです。人類を守るためには、人間以外の要素を守らなければなりません。そうした要素こそ人類の先祖であり、それを壊せば私たちも存在しなくなるからです。ここから、人間と自然とを別々に分ける見方が誤りであることがわかります。人間は自然そのもので、自然と一体だという視点を持ちましょう。いのちの調和と尊重は、この理解の上に初めて成り立ちます。

人類は万物の長だから、自然に対して何をしようとかまわないという考えには、終止符を打つべきです。ここで鍵になるのは、無常と無我への洞察です。自分は「人間」だ、という観念から解放されれば、人間という種の虚栄心や傲

＊――一九七〇年代にノルウェーの哲学者アルネ・ネスによって提唱された新しい環境との共生概念。すべての存在を平等に観て、人間中心主義の旧来の環境保護を超えようとする新しいエコロジー運動でもある。そのために、文明の再考、ライフスタイルの転換、意識の大きな変革が必要であると説く。仏教の縁起・相即の哲学との共通点も多く、とくにジョアンナ・メイシーら仏教者として活動する哲学者もいる。

慢さから離れていくことができるでしょう。他の種を尊重し守るのは、私たちの生存がそれに関わっているからです。金剛経がディープ・エコロジーのもっとも古い教科書だと言われるのは、ここに理由があります。

第三の観念は「生き物」（衆生相）です。生き物と言うとき、そこには生物と無生物とを区別する意図が働いています。生き物を深く見つめれば、無生物と呼ばれる要素が見えてきます。深く観る瞑想によって、植物も鉱物も私たちと同じく生きていることがわかります。ですから、人間と人間以外を隔てる境界は存在しないのです。

いのちを持たない物質、無生物という観念があります。物質は魂を持たずいのちもないと思われていますが、その観念を深く洞察すれば、その誤りがわかります。

まず、物質は知覚の対象です。物質は一つひとつが独立した存在で、自ら動くことはないと長年信じられてきました。しかし科学の進歩に伴い、今や物質は変化せず動かないという説は、事実ではないとわかっています。原子や電子は活発に動き回り、まさに生命そのものです。

さらに深く見ていくと、心が対象の把握に与える影響が見えてきます。物事は私たちが想い描いてきたのとは違ったあり方で存在しているらしいことがわかってきました。瞑想の体験によって、生物と無生物との区別は消え失せます。あらゆる差別がなくなるのです。

捨てるべき第四の観念は「寿命」（寿者相）です。時間は直線的に進み、人はその線上のある地点で生まれ、ある地点で死ぬと一般には信じられています。私たちはこの惑星上で、七十年、八十年、九十年、せいぜい百年過ごしたのち、どこかへ消え去ると考えます。これは既成概念です。深く見つめればそれがひとつの観念で、歪んだとらえ方だとわかるでしょう。誕生は観念、死もまた観念です。それらは実在しません。

雲の不死にはすでに触れました。雲は死にません。それは雨や雪に変わるだけです。死とは何かが無になること、ここにいる人間が無に帰ること、私たちはそう考えています。深く観る瞑想では、見えるものがまったく違います。雲の不死を見るのです。紙を燃やすと、それは煙や熱や灰に変わります。紙が無に帰すことはありません。消滅という考えは、考えでしかないのです。私たちは、何ひとつとして消し去ることはできません。

深く見つめれば、雲には不生の本質が備わっているとわかります。雲は無から生まれたわけではありません。河の水や海から来たのです。また太陽光の熱からも来ています。「雲が生まれる」という言葉は、確かに詩的なイメージですが、じつのところ、雲とは新しい現われ方のひとつにすぎません。雲になる前に、それはいろいろな存在だったのです。

私たちの本質は、生と死を超えています。生や死という観念と存在の世界とは相容れません。無から生まれるものはなく、無に帰するものもないからです。深く観る「観」の瞑想は、本質を観る目を養います。恐れと絶望はそれによって消し去られるのです。

金剛経で説かれているこうした四つの観念は、恐れ、絶望、苦しみのもとになっています。金剛経が教えるのは、観の瞑想によってこれらを手放すことです。固定観念、我見を捨てる練習は何より大切です。この「放棄（放下《ほうげ》）」の実践なしには、真の解放、心の自由はありえません。さまざまな思いに耽ることが止められず、私たちは苦しみを深めます。こうした思いから自由になるために、瞑想が役立つのです。

最後の呼吸の瞑想では、深く観ることによって、欲と執着、恐れと不安、憎しみと怒りなどの放棄を照らし出します。すべてを捨てれば幸福の種まで失くしてしまうと思われるかもしれませんが、それとは反対に、手放すほど幸せは増えていくのです。

放棄と言っても、洗いざらい捨ててしまうことではありません。ありのままの真実はなくなりません。手放すのは物事に対する誤ったとらえ方です。誤った観念を手放さなければ、真の現実に入っていくことはできません。タン・ホイ師[*1]は、放棄とは、最初にまず自己と寿命という観念を手放すことだと言っています。

ふつう私たちは、母親から生まれた日から存在をはじめ、埋葬される日に存在を終えると思っています。自分はこの肉体であり、肉体から離れれば自分は消えるという意味です。「息を吸いながら、この肉体が自分だという考えを手放す。息を吐きながら、自分の寿命が五十年から百年ほどの期間だという考えを手放す」

ブッダと弟子の比丘たちへの篤い布施を惜しまなかった、アナータピンディカ（給孤独長者）という在家の弟子がいました。彼が死の床につき、非常な苦しみのなかにあったときのことです。シャーリプートラ[*2]（舎利弗）尊者は説法を通じ、彼が自己と寿命の観念を手放せるよう導きました。この説法は、教化病《きょうげびょう》経《きょう》[*3]のなかに見られます。

シャーリプートラはブッダ・ダルマ・サンガ（仏法僧の三宝）の瞑想を先導し、アナータピンディカの心に喜びの種を芽吹かせ、続いてブッダの教えの真髄を授けました。

「友なるアナータピンディカよ、このように瞑想しなさい。この両眼は私ではない。私はこの眼に執着しない」。尊者は眼から耳、鼻、舌、身体と心（六根）、さらに物体、音、匂い、味、触覚、心の対象（六境）、最後に眼の意識（眼識）から意識まで（六識）の瞑想を導きました。[*4]「これらすべては私ではない。私の心はこれらに縛られない」

---

*1――ヴェトナムの禅の始祖。アーナパーナ・サティと禅の両方をヴェトナムにもたらした。心を大洋にたとえ、すべての体験はそこに流れ込むと教えた。

*2――パーリ語では「サーリプッタ」（二八ページ）。

*3――中阿含経第六巻。死の床に就くアナータピンディカの瞑想をシャーリプートラが誘導するこのエピソードは、その他の経典にも違うヴァージョンが多く存在する。

*4――眼・耳・鼻・舌・身・意（六根）、色・声・香・味・触・法（六境）、眼識・耳識・鼻識・舌識・身識・意識（六識）。以上のあらゆる存在・現象（諸法）を合わせて十八界という。

シャーリプートラは続けます。「友なるアナータピンディカよ、あらゆるものは起因と条件（因縁）によって存在する。起因と条件が消え去れば、その現象もなくなるのだ。物事の真の様相（諸法実相）は、生まれることも死ぬこともなく、来ることも去ることもない」

アナータピンディカは、この教えを聞いてたちまち理解しました。自分には残された時間がほとんどないと知って、教えを即座に実行しようとする気持ちが起こったのです。この通りに瞑想したアナータピンディカの頬を喜びの涙が流れ落ち、彼は安らかに息を引き取りました。

幸いなことに、私たちもこの教えの真髄に触れることができます。自分の思い込みを手放す瞑想を続ければ、時間と空間の制約を越えて、どこにでもいのちを見ることができるようになります。この経典の実践をするために、死の床につくまで待つ必要はありません。瞑想するのは今です。自分が、肉体という小さな殻や、寿命という狭い枠のなかだけにいる存在ではないことがわかるでしょう。

貴重な宝石がすでにポケットのなかにあることを知っていれば、切望や貪欲をあらわにすることはなくなります。自分がライオンだと知る者は、鹿の乳を欲しがることはありません。自分が太陽なら、ロウソクのように風を恐れる必要はありません。いのちの限りなさを知れば、狭い枠に閉じこもることはなくなります。

あなたという人間、あなたのいのちはあらゆるところに存在します。これが、大いなる目覚めを得た菩薩に習って、いのちある万物といのちある生物を残らず救うという誓いの根拠なのです。

手放す（放棄・放下）とは、ある目的のために他のものを捨てるということではありません。物事から取り去ることも付け加えることもできない、また自分と他とを分ける壁は幻であると理解し、比較という観念を手放すことです。ブッダになるために、人間としての自分を捨てる必要はありません。何も捨てず、何も他に求めず、人間性のなかにこそ仏性を見出すべきなのです。

これがアプラニヒタ、「あてを作らないこと」であり、「無願」と訳される言葉の意味です。または「求めないこと」とも言い換えられる、大乗仏教で大きく開花した思想です。自分がすべてとひとつになり、完全に解放されるために手放しましょう。すでに多くの人たちがこの道を歩んでいます。意思さえあれば、だれでもがそのように生きられるのです。

瞑想十五は、孤立した個から私たちを解放し、宇宙全体とのつながりにいざないます。終息のことを、パーリ語やサンスクリット語では「ニローダ（滅）」といいます。ニローダとは、あらゆる見解の誤り、究極の真理の直接体験を妨げるすべての観念、無智から生まれるすべての苦しみが終わることを意味します。滅すべき観念とは、生と死、永続と消滅、増大と減少、存在と非存在、去・来などのことです。乗り越えるべきこれらの観念は苦しみのもっとも根底にあって、欲と執着、恐れと不安、憎しみと怒りといった形で現われます。

こうした考えを手放したときに、ありのままの存在のすばらしい本質とつながることができます。生死・去来というような観念を、どうしたら越えていくことができるのでしょうか？　物事は無常であり、つねに生じ滅していくと観ることです。そうすればさらに深い観察が自在にできるようになり、真実の世界があらゆる観念を超えていることがわかります。

コインを見てみましょう。だれでもコインに裏表の両面があるのは知っていますが、さらに深く観ていけば、どちらの面も同じ金属からできていることがわかります。この金属がコインの実質です。表裏とも同じ金属から成り立っているのです。同じように、生と死、去・来、存在と非存在、永続と消滅も、みなひとつの実質から生まれてきます。

旅客機が禁煙になる日が来るとは、ずっと以前には想像すらできませんでした。たばこを吸う人のあいだに席を取ると、大変な思いをしたものです。しかし心の目覚めは起こりました。旅客機の禁煙を切望する人がとても多かったので、それが実現したのです。実践することを決意すれば、目覚めは可能です。自らと人の目覚めのために瞑想する、それだけが困難な状況を乗り越える道なのです。

現代では、口にする食べ物に対する意識が非常に高まっています。たばこの箱には、健康への警告が記されています。これは目覚めの成果です。個人個人の目覚めだけでなく、国全体の目覚めが必要です。たとえば、武器やセックスや暴力に満ちた映像など、有害なものから心を守るための法律を制定するよう働きかけることも必要でしょう。

すべての人のなかに目覚め、洞察、思いやりと慈しみの種があります。これらの内なる種に触れたとき、まわりの人々の心に自信を呼び覚ますことができます。サンガを作って瞑想をともにし、互いを支え合いましょう。気づきに生きる仲間に出会えば、未来への確信が生まれます。若い世代から希望を奪ってはなりません。そこから先が途切れてしまいますから。未来に希望をつなげられるように、日々の暮らしを送りたいものです。

すでに述べたように、現代では毎日何時間もテレビを通じて、暴力、恐れ、渇望、怒り、絶望などに接する子どもたちがいます。自分の心や環境に存在する健やかな癒しの要素に子どもたちが触れられるような環境作りが、教育者の役割です。教職にある方は、知性と創造力を生かし、この仕事に取りかかってください。国会議員を瞑想に招待し、私たち自身と子どもたちを守ってくれる法を制定するよう、働きかけましょう。

ひとりだけで瞑想する時代は終わりました。仲間と集まって、自治体単位で、国全体で瞑想を行うときです。人類全体の気づきは一人ひとりの気づきから生まれ、個人の気づきは集合的な気づきから生まれます。ひとりと仲間、どちらの瞑想も必要です。それによって、すべきこととすべきでないことが、個人、家族、そして国家レベルでわかってきます。

気づきこそ私たちの味方です。気づきがなければ、世界のあらゆる場所で悲惨な出来事が続くでしょう。何を止め何を進めていくか見分けるときにも、気づきが助けになるのです。

呼吸を楽しみましょう

呼吸による完全な気づきの経典は、呼吸、身体、心の調和を図るために、十六通りの呼吸の瞑想法と四種の気づきの基盤を紹介しています。呼吸を工夫することで、思考を止め深く観る瞑想に入ることができます。瞑想は逃避ではありません。瞑想とは、気づきと集中によって現実を見つめる意志の力です。世界は智慧と洞察を必要としています。

とりわけ休息と停止の実践は大切です。休息できないのは、思考が止まっていない証拠です。私たちは、いまだに走り続けています。はるか昔にスタートして、今では睡眠中でさえ走るようになりました。今この場ですぐに幸せと健康に恵まれるのは不可能だとみなが思っています。

こうした思い込みは受け継がれてきたものです。思い込みの種は、両親やそのまた両親から手渡されました。生涯苦労続きだった彼らは、幸せは未来にしかないと信じ込みました。そうして私たちは、すでに幼い頃から先を急ぐ習慣が着いてしまったのです。幸福とは未来に何かを求めること、みながそう思っています。

しかしブッダの教えは違います。あなたは、この場で今すぐに幸せになれるのです。健康と幸せの条件は、この瞬間にこそ見つかるのです。

呼吸の瞑想のヒント

呼吸の唱え（偈《げ》）

ブッダに呼吸してもらい
ブッダに歩んでもらう
私が呼吸することはない
私が歩むこともない

ブッダが呼吸している
ブッダが歩んでいる
私は呼吸を楽しむだけ
私は歩みを楽しむだけ

ブッダは呼吸

ブッダは歩み
私は呼吸
私は歩み

ここにあるのは呼吸だけ
ここにあるのは歩みだけ
呼吸している人はいない
歩いている人はいない

呼吸しながら安らいでいる
歩きながら安らいでいる
安らぎは呼吸
安らぎは歩み

誘導瞑想

ここに紹介するのは、経典の方法にもとづいた誘導瞑想です。坐る瞑想のときに、自分ひとりで、または仲間とともに使うといいでしょう。一つひとつの方法の意味が理解できるまで、必要なだけ時間をかけ瞑想してください。ひとつの瞑想にかける時間は、十分前後が望ましいでしょう。心地よく瞑想ができ充足感があれば、実践が正しく行えている証しです。

各瞑想のあとのカッコ内は、要点が憶えやすいように、フレーズを要約した言葉です。毎回一から十四まで通して行う必要はありません。

一　息を吸いながら、息を吸っていることを知る。息を吐きながら、息を吐いていることを知る。〈吸っている、吐いている〉

二　息を吸いながら、息が深まっていく。息を吐きながら、息がゆったりとしてくる。〈深く、ゆったりと〉

三　息を吸いながら、全身に気づく。息を吐きながら、全身を静める。〈体に気づく、体を静める〉

四　息を吸いながら、生きていることを確かめる。息を吐きながら、生きている喜びを感じる。〈生きている、生きている喜び〉

五　息を吸いながら、瞑想する機会に恵まれたことを確かめる。息を吐きながら、その恵みに幸せを感じる。〈瞑想する機会、幸せ〉

六　息を吸いながら、不快感を受け入れる。息を吐きながら、その感覚を静める。〈感覚を受け入れる、感覚を静める〉

七　息を吸いながら、自分のなかの純粋な気づき（正念）を自覚する。息を吐きながら、その気づきが私を幸せにする。〈健全な心の働き、私は幸せ〉

八　息を吸いながら、今ここにある思いに注目する。息を吐きながら、その思いを深く見つめる。〈思いに注目、深く見つめる〉

九　息を吸いながら、心を開いて恐れを深く見つめる。息を吐きながら、恐れからの解放が存在する。〈心を開く、解放〉

十　息を吸いながら、一輪の花を観る。息を吐きながら、その花の無常を深く見つめる。〈花を観る、花の無常を深く見つめる〉

十一　息を吸いながら、欲の対象を深く見つめる。息を吐きながら、その対象に関わる欲の消滅を確かめる。〈欲の対象、欲の消滅〉

十二　息を吸いながら、来ては去っていく波を観る。息を吐きながら、来ることも去ることもない水を深く見つめる。〈来ては去っていく波、来ることも去ることもない水〉

十三　息を吸いながら、私はこの体だという観念を手放す。息を吐きながら、この体に執着しない。〈私はこの体ではない、この体に執着しない〉

十四　息を吸いながら、生まれる前に私はいなかった、という観念を手放す。息を吐きながら、死んだ後に私はいない、という観念を手放す。〈私は生まれない、私は死なない〉

二番目の瞑想では、自分の意思で息を深くしたり、ゆったりとさせるのではありません。ただあるがままに認めるのがこの瞑想です。一番目の瞑想を行ううちに、自然と呼吸は深くゆったりしてきます。瞑想三では、身体への気づきが体を静めるのに気づくでしょう。また、体のどの部分を静めるべきかがわかってきます。

瞑想四と五において、「喜び」や「幸せ」という言葉に実質がともなわなければ、反復する気持ちになれないでしょう。ここでは幸せの理由として、自分が生きているという事実と、自分に瞑想する機会があることが選ばれています。しかし、喜びや幸せの理由に、他の何かを入れてもかまいません。

最初の五つの呼吸の瞑想は、静める、止める、注目する、集中する、そして自分を豊かにすることが目的です。これらなしに坐る瞑想をしても、根気が続きません。幸せを感じて、初めて集中が可能になります。自分に鞭打つことでは、集中することはできないのです。

アーナパーナサティ・スッタの七番と八番を、この誘導瞑想では六番目の呼吸の瞑想にまとめました。ここでは害にも刺激にもなる快感と不快感に気づき、それらを静めます。瞑想七では、自分の意識に健全な思いを作り上げる能力があることを知り、幸福を感じます。気づく、思いやる、慈しむなどの能力は、だれの心にもあります。前半の七つの方法は、アーナパーナサティ・スッタの前半の十の瞑想に対応していて、心に豊かさと静けさをもたらす働きがあります。

瞑想八では、心に形成される思いに焦点を当てます。それには健全なもの、不健全なもの、どちらでもないものの三種があります。集中するとき、そこには集中するべき何らかの対象が必要です。解放されるときには、「何か」から解放されるのです。集中するときに、集中の対象なしに「集中」や「解放」と繰り返し唱えても、効果は上がりません。心が作り上げる思いに意識を集中し、深く見つめる瞑想を行えば、その存在理由が見えてきます。理解することが、対象からの解放を導くのです。

瞑想九で心を開き解放できるように、瞑想八で十分に集中を深めておいてください。八と九では、人を苦しめる思いを見つめる瞑想を行います。

瞑想十では、観察対象は何でもかまいません。自分、他のだれか、物などを対象に無常の瞑想をします。ここでは一輪の花を取り上げました。僧や尼僧は、自分という人間の無常を日々瞑想しているのです。

瞑想十一は、あなたの欲の対象になるものをひとつ選んで行ってください。対象は人や物事など何でもけっこうです。人が欲の標的になった場合、その人は自由が奪われたと感じ、不快な思いをするかもしれません。これは、相手に執着したり支配しようとする罠に陥らないための練習です。自分が求める対象は、本質的に無常で独立した個がなく、留めてはおけないとわかったとき、欲は消滅します。今この瞬間にあるもので満足できなければ、これがなければ幸せになれないと思う何かを手に入れたとしても、決して満たされないでしょう。

瞑想十二では、生と死、去・来、高い低いなどの観念の終息を、水と波のイメージを借りて瞑想します。

瞑想十三では、この体は自分ではなく、感覚も、知覚も、思いも、意識も自分ではないというテーマで瞑想します。植物、大気、水は、いつでもこの身体を支え続けています。感覚や知覚は、受けてきた教育、先祖、友人、教師、生い立ちなどに左右されます。意識は、あらゆる種類の種を含む広大な領域ですが、その種はつねに捨てられ補充されています。

瞑想十四では、生も死も存在しないという根拠をはっきりと理解します。生まれたその日が人の存在のはじまりではありません。それ以前にあなたは両親のなかに存在し、さらにその前には先祖の連なりのなかにいたのです。あなたという存在は死後も、地球の一部である雲や塵のなかに、血のつながった子孫のなかに、そしてスピリチュアルな後継ぎへと続いていきます。

◎「今ここに到着する」ということ

ずいぶん前に、インドでカーストの最下層民の集落を訪ねたときのことです。友人がその法話の旅の世話役でした。そのカーストの人たちは長い歴史のなかで差別を受け続けてきましたが、彼もその出身者でした。

友人はバスのなかで、私の右隣に腰かけていました。インドの田園風景を心ゆくまで楽しんでいた私が、ふと彼に眼をやると、大変緊張している面持ちです。私の訪問が滞りないよう手を尽くして準備したのに、彼の心配は止みません。そうした心の習慣のエネルギー（習気《じっけ》）は、何世代にも渡って先祖から受け継がれてきたものです。あらゆる世代の先祖たちは、その生涯をかけて差別と闘ってきました。こうした心の習慣を変容させることは非常に困難です。

私は彼に話しかけました。「友よ、緊張しないでください。バスに乗っているあいだは、何も用事はないのですから。田舎の景色を楽しみましょう。向こうへ着いたら、友人たちが駅まで迎えに来てくれます。ゆったりした気持ちで、景色を見て、微笑んでください」

わかりましたと答えた彼は、二分後にはまたもとに戻ってしまいました。ひどく緊張し、先のことで頭がいっぱいで、そのときその場にくつろぐことができませんでした。

今ここにすべてのいのちの奇跡がある、その真実に気づき、走るのを止めること、それがこの瞑想です。歩く瞑想をするとき、止まります。坐る瞑想で、止まります。朝食を食べながら、止まります。食卓に着いても、心のなかで走り続けている人もいます。今この瞬間に存在し、ひとかけらのトマトやニンジンを味わう、そのようにして走るのを止めることができません。せわしない心を止められるよう、互いに助け合いましょう。

ブッダは説きます。「過去はすでに去り、未来はまだやってこない。あなたが生きられるのは、ある一瞬以外にない。それが今この瞬間だ」。今この瞬間が、いのちとの待ち合わせ場所です。その時を逃したら、いのちと出会うことはできません。これはだれにでもわかる真実です。

しかし心の習慣のエネルギーは頑固です。だからこそ、走るのを止めこの瞬間に自分をしっかりと定める、そのために互いの助けが必要なのです。食事をともにすることは、止まるためのチャンスです。一緒に歩くのも、仲間と坐り、吸う息、吐く息を味わうことも、走るのを止めるチャンスなのです。

暴れ馬のようなこの習慣のエネルギーが顔をのぞかせ、急《せ》かそうとするなら、息を吸い吐くとともに話しかけてください。「走る習慣のエネルギー、あなたですね、わかっていますす」。微笑みかければ、あなたはもう急かされません。そのエネルギーは去っていくでしょう。
しばらくして、習慣のエネルギーが思いという形で再び現われたときには、息を吸い吐くとともに言葉をかけましょう。「友よ、あなたですね」と。その思い（心の形成物）をありのままに認めてください。こうして瞑想をするたびに、習慣のエネルギーは弱まっていきます。闘う必要はありません。受け止めて微笑みかけるだけでいいのです。

今着いた、わが家に
ここに、この瞬間に
動かず、解き放たれて
終着点（究竟《くきょう》）に私は定まる

「今着いた、わが家に」。本当のわが家とは、今、ここです。その家は内なる自分の島にあります。今ここ以外に、驚きに満ちたいのちと出会えるときはありません。鐘の音とともに、瞑想してみましょう。「耳を澄ませて、聴いてみよう。このすばらしい鐘の音が、私を本当の家に連れ戻してくれる」

一行目のあとに、偈の二行目「ここに、この瞬間に」を続けて使ってもいいでしょう。「ここに」を吸う息に、「この瞬間に」を吐く息にあてましょう。「ここ、この瞬間」は、あなたの本当の家の住所です。「ここに、この瞬間に」は、「今着いた、わが家に」と言葉が違うだけで意味は同じです。どちらの瞑想も、満足のいくまで行ってください。

次に三行目、「動かず、解き放たれて」に移りましょう。ただし自動的な繰り返しにならないように。今ここに着いたときには、安定と自由がより深くなっています。気づきながら歩くとき、あなたは本当の家に到着し、どこへも走っていかず、しっかりと安定します。自ら自由を取り戻したのです。

今までのあなたは、過去と未来の両方向に引き裂かれた犠牲者でした。けれど今、自由を取り戻しはじめ、あなたはよりあなた自身に近づきました。「動かず、解き放たれて」によって、すでに犠牲者であることを止めたのです。

安定と解放とはニルヴァーナ（涅槃）の二大特質であると、ブッダは説きました。歩くときや呼吸するときに気づきが深まれば、それが涅槃の入り口です。同時に、安定と解放の要素も深まっていきます。幸福は、安定と解放という土台の上に成り立つのです。

「終着点に私は定まる」。存在の土台の上に立つ方法を知らなければ、この最後の一行を理解することはできません。世界には、ふたつの次元があります。歴史的（俗界の）次元と究極的（絶対的）次元です。私たちは、歴史的次元に生きています。この次元では、生と死、はじまりと終わり、存在と非存在、高・低、成功と失敗などがあり、私たちはそこになじんでいます。私たちは今まで、この次元に深く触れることによって、究極の次元に生きる体験をしたことがありませんでした。

しかし、ふたつの次元は互いに結びついているのです。究極の次元から歴史的次元だけを取り出すことはできず、その逆もできません。ちょうど波と水の関係と似ています。水から波だけは取り出せず、波から水だけを取り出せないのと同じです。

涅槃に入っていくために、無常や無我を捨てないでください。無常や無我を捨てれば、涅槃もなくなります。水を捨てれば波が消え去り、あらゆる波をすべて取り去ったら、一滴の水も残らないのと同じです。歴史的次元に深く触れたとき、涅槃にも接することができます。これは深遠な仏教の教えです。絶望、恐れ、悲しみを受け入れたとき、苦しみからの解放の道が見えますが、最終的な安心は涅槃に触れて初めて得られるのです。

安定と解放とは、究極の領域へ私たちを導く扉です。偈の最終行、「終着点に私は定まる」の部分は、気づきの呼吸の瞑想の、認知に関する最後の四つを行えば、深く理解できるでしょう。

互いに支え合いながら、坐ることを楽しみましょう。坐る瞑想は、悟りへのつらい努力ではなく、楽しいものなのです。気づきながら歩くのは楽しく、朝食を食べるのも楽しみです。楽しんで瞑想することで、瞑想は私たちに喜びと、豊かさと、癒しを与えてくれるのです。

私自身の島になる

私自身の島になる
私自身が島になる
ブッダこそ私の気づき
近く、そして遠く輝いている
ダルマは私の呼吸
体と心を守ってくれる

私は自由

私自身の島になる
私自身が島になる
サンガこそ存在の五つの流れ（五縕）
調和のうちに働いてくれる
私自身という避難場所
私自身に帰ってくる
私は自由

この瞑想を通して、私たちは本当の家へと帰ります。だれのなかにもひとつずつ島があります。自分自身という家に帰るということは、その安全な島に住むことだとブッダは言いました。その島で私たちは、ブッダのエネルギーに触れます。それはあらゆるものを照らし、近くも遠くもよく見えるようになるので、私たちは何をすべきかを自覚するのです。気づきの呼吸を行えば、その島にある生きたダルマ（法＝真理の法則）に触れられます。生きたダルマ、それは気づきの呼吸と気づきの実践です。そこからエネルギーが生まれ、私たちの体と心を守ってくれるのです。

内なるサンガのエネルギーに触れるには、自分の五蘊（存在の五つの流れ）――身体、感覚、認知、思いの形成、意識に触れることが鍵になります。気づきの呼吸によってこの五つの要素は集まり、調和をもって働きはじめます。不快感、悲しみ、恐れ、葛藤は調和へと溶け込みます。ブッダ、ダルマ、サンガのエネルギーに触れたとき、私たちは守られ、混乱、絶望、動揺などの苦しみのエネルギーに飲み込まれることはなくなります。自分という島に帰ること、気づきの呼吸を行うことには、これほど大きな恵みがあるのです。

私自身、大きな困難に直面するたびにこの偈によって瞑想しました。もし飛行機に乗っていて墜落しそうだと思ったら、吸う息、吐く息の実践をするでしょう。それが考えられる最善の努力です。この瞑想を大切にしてください。これはたくさんのいのちを救ってきた、ダルマの宝（法宝）なのです。

この偈を憶えて、運転中、朝食を用意するとき、昼食を食べながら使ってください。自分自身の島に留まり、この偈を心で唱えながらひと口ひと口をよく嚙みしめましょう。島に帰り着き、本当の家、浄土に住む瞑想を行いましょう。あなたはサンガに守られ、そのエネルギーを受け取っている気持ちになるでしょう。そのとき、あなた自身もエネルギーを生み出し、それをサンガに捧げているのです。

付 録

付録1

大安般守意経《だいあんぱんしゅいきょう》（アーナパーナヌスムリティ・スートラ）

中国語で書かれた雑阿含経[*1]版からティク・ナット・ハンによって訳されたもの（小部[*2]第二十九章、大正新脩《しんしゅう》大藏經[*3]第九十九巻）。

第一節

私はこのように聞いた。シュラヴァスティ[*4]（舎衛城）にあるアナータピンディカ（給孤独長者）園のジェータ林[*5]（祇園）に、雨安居《うあんご》のあいだ、ブッダは滞在されていた。世尊とともに大勢の高弟たちが修行期をそこで過ごした。世尊のおられる所の周辺、木の根元や洞窟のなかに比丘たちは留まっていた。

安居には、若い比丘たちも多く集まっていたが、彼らもまた秀でた者たちだった。彼らはブッダのもとに参じ、その足元に平伏し、引き下がったのちに一所に座る。ブッダは若い比丘たちにさまざまなことについて説法をし、導き、教え、その目を開き、喜びを与えた。そうしたあと、ブッダは沈黙に入った。

多くの教えをブッダから授かり、若い比丘たちは大きな喜びに包まれた。彼らは立ち上がり、世尊に平伏し、引き下がった。それから彼らは長老たちの前に行き、敬意を表すると、一所に座った。

そこで長老たちはこう考えた。「若い僧たちを責任をもって教え導くのは、私たちの役割だ。私たちのなかから、ひとりを世話する者、また二、三人かそれより多くを教える者が出せるだろう」

長老たちは即座にそれを実行に移した。ある者はひとりを教え、二、三人を受け持つ者もあり、三人以上を教える者もいた。なかには、六十人にのぼる若い比丘を教え導いた長老もいた。

安居も終わりに近づき、雨安居明けを迎える儀式（自恣《じし》）がやってきた。世尊は集まった比丘たちを眺め渡し、話しかけた。

「善き哉、善き哉。比丘の務めを正しく忠実に実践しているあなたがたを見ることができて幸せだ。これからも変わらず学習と実践に励み続けるように。できればもう一カ月、カッティカ月の満月[*6]までこのシュラヴァスティに留まってほしい。

各地方でそれぞれに雨安居を過ごしていた大勢の比丘[*7]たちは、世尊がコームディ[*8]までシュラヴァスティに滞在されると聞き、迎えの儀式を執り行って、法衣を縫い整えるとすぐさま、その法衣と鉢を携えてシュラヴァスティの町へとおもむいた。

祇園精舎に到着すると、彼らは衣と鉢を置き、足を浄めて、ブッダの座る場所へ行った。彼らはブッダに敬意を表し、少し引きさがり、一所に座った。

---

*1——経典のなかで比較的短いものをまとめた経集。パーリ語経典では相応部にほぼ対応する。

*2——発句経や本生経などを含む小経典集。漢訳では多くが散逸し、まとまったものは見つかっていない。

*3——大正から昭和時代にかけて日本に現存する漢訳経典をすべて調査し編集した大蔵経典。漢訳仏典ではもっとも信頼される資料であり、仏教研究では頻繁に引用される。

*4——サーヴァッティのサンスクリット語名で、おなじ舎衛城のこと。パーリ語経典と原典が違うので、地名・人名の表記が異なる場合がある。

*5——両者を合わせて、祇樹給孤独園精舎（祇園精舎）と呼ばれる。シュラヴァスティにあった寺院。ブッダの弟子となったアナータピンディカが、ジェータ太子の所有の森をブッダに寄進したという故事による。東の園（東園鹿子母講堂）はこの祇園精舎の東方にあった。ブッダは寄進されたこのふたつの僧院に長く滞在し、多くの重要な説法が行われた。

*6——このすぐ後に出てくるコームディの日のこと。

*7——比丘・比丘尼は、出家者における男女の区別によるが、いずれも具足戒をうけた出家修行者を指す。その言葉は「乞食」に由来している。

*8——仏暦におけるカッティカ月の満月の日をこう呼ぶ。Komudi とは、睡蓮 kumuda が満開になる日のため。

そこで世尊は、さまざまな地方から着いたばかりのこれらの僧たちに、真理の教えを説いた。ブッダはさまざまな分野の話題に触れ、彼らの目を開き、喜びを与えた。話し終えるとブッダは、座ったまま沈黙に入った。

周辺の各地から集まってきた僧たちは、この教えを聞いて喜びにあふれた。彼らは立ち上がって平伏し、長老たちの前へ行った。そして長老僧たちに敬意を表すると、少し引き下がり、一所に座った。

そこで長老たちはこう考えた。「私たちは、周辺の各地から到着したばかりの僧たちも受け入れねばならない。私たちのうち何人かは、僧たちのうちの一人、二人、三人、またはそれ以上を指導できるだろう」

長老たちは即座にそれを実行に移した。到着したばかりの僧のうちから一人だけを教える者、あるいはそれ以上を教える者もいた。なかには六十人にのぼる新参者を導いた長老もいた。

こうして長老たちは、周辺の地域からやってきた比丘たちを指導し励ます役割を果たした。彼らは順を追ってあらゆることを伝えた。非常にこなれたやり方（方便）によって、はじめに知るべきことを最初に教え、後から加えるべきことを後に教えた。

ウポーサタ[*1]の儀式が執り行われたあとの満月の日に、世尊は僧たちの集まりを前に座った。比丘たちの集まりをくまなく見渡し、ブッダは口を開いた。

「善き哉、善き哉、比丘たちよ。比丘の務めを正しく忠実に果たし、精進し続けているあなたがたを見ることができて非常にうれしい。また比丘に必要なことを果たし、精進し続けているあなたがたを見ることができてとても幸せだ。比丘たちよ、過去の諸仏のもとにもまた、比丘の務めを正しく忠実に行う比丘の集まりがあった。未来の諸仏のもとにもまた、あなたたちが今日精進しまた今まで果たしてきたように、比丘の務めを正しく忠実に果たす比丘たちの集まりがあるはずだ」

「今この比丘の集まりのなかで、長老たちのなかには、第一禅定[*2]に達した者があり、第二禅定、第三禅定、第四禅定に達した者もいる。このなかには、慈[*3]心三昧（慈しみへの心の集中）を成就した者、悲心三昧（思いやりへの心の集中）を成就した者、喜心三昧（喜びへの心の集中）を成就した者、捨心三昧（平静な心への集中）を成就した者がいる。
　また、空無辺処《くうむへんしょ》*4（無限なる空間への集中）、識無《しきむ》辺処《へんしょ》（無限なる意識への集中）、無所有処《むしょうしょ》（無存在への集中）、非有想非無想処《ひうそうひむそうしょ》（認知と非認知の概念が消え去った状態への集中）に達した者たちもいる。
　また、以上の禅定のいずれかにいつでも自由に留まれる者たちがいる。三つの基本的な心の結び目*5（煩悩）をすでに解き、預流果《よるか》*6に達した者もいる。

---

*1――布薩（ふさつ）。毎月、新月と満月の日の二回十五日ごとに行われる出家者の儀式。その地域に住むすべての比丘が集合し、サンガの清浄性を確認する。

*2――色界（物質的条件のなかにありながら欲を超越した世界）禅定の最初の段階。ティク・ナット・ハン著『ブッダの〈気づき〉の瞑想』（野草社刊）の「一入道経」には、第一禅定（初禅）についてこうある。「さらに比丘たちよ、修行者は最初に生まれた知覚（尋）とそれに続く思慮（伺）によって、肉欲への執着から自由になり不健全な世法を放棄したとき、喜びにあふれて初禅に入り、自らの身に歓喜を感じる。これが心の対象において心の対象を瞑想するということである」

*3――四無量心（慈悲喜捨）のうちの最初のひとつ。以下の四種を合わせて四梵住・四梵行ともいい、限界無くどこまでも成長させることのできる善根である。

*4――四無色界禅定の第一。以下無色界禅定の最終段階までが並べられている。

*5――三煩悩のこと。有身見（うしんけん）＝私という実在があると思うこと。疑（ぎ）＝真理を疑うこと。戒禁取（かいごんじゅ）＝形式へのこだわり。以上三つの煩悩。

*6――原注9（四九ページ）も参照。完全な悟り（阿羅漢果）へ向かう聖なる流れに身を預ける聖者の流れに入ること、最大七回欲界の人と天の間を生れ変われば悟りを開く位。修行の「四向四果」の第一段階。以下、一来果（神界と人界を一往復して悟りに至る者）、不還果（人界に帰らず天界以上にのぼって悟りを得る）、応供果・阿羅漢果（供養を受けるにふさわしい者で、今生の終りに悟り、涅槃に至って再び三界（欲界・色界・無色界）には生れない位）、の順番で述べられている。

この者たちは大きな苦しみの道に踏み込むことを恐れず、悟りの成就への道をしっかりと歩んでいる。彼らは神界と人界をあと七回生まれ変われば生死の苦しみから完全に解放される。

またここには、三つの基本的な心の結び目を解き終わり、かつ貪欲・怒り・愚かさ（貪・瞋・痴）の三毒をおおかた解消した一来果《いちらいか》もいる。最初の五つの心の結び目[*1]を解き終わった不還果《ふげんか》もいる。彼らは今生で涅槃に至り、この俗界に再び戻って誕生と死を繰り返すことはない。

また、計り知れない奇跡的な智慧を成就し、この俗界に生きながら聖なる両眼と両耳を用いることができ、人の心を見抜いて、自分の前世を知り、また人の前世を知って、すべてのアシュラーヴァ[*2]（苦しみの根）を断つことができた、そういう比丘もいる。

不浄を瞑想することによって執着のエネルギーを変容させ、慈悲の瞑想によって怒りのエネルギーを変容させ、無常を深く観ることによって高慢のエネルギーを変容させ、気づきの呼吸を修行することによって、感覚と知覚（の領域に生まれる無智と苦しみ）を終息させることができた僧たちもいる。

比丘たちよ、感覚と知覚（の領域に生まれる無智と苦しみ）を止滅することのできる、意識的な呼吸の修行とはどのようなものだろうか？」

――雑阿含経　第八百十五経

第二節

「意識的な呼吸の道をたゆまず修行する比丘たちは、その身心に安らぎと静けさを招くことができるだろう。呼吸に気づくこと（随息）から純粋な気づき（正念）が生まれ、深く見通す力と、明晰で統合された知覚が備わるだろう。そうすれば、その比丘はすべての法門（悟りへの道）を開き、悟りという果実（仏果）を得ることができる。

小村や集落の近くに住む僧は、朝にまずサンガティ（大衣《だいえ》）を身に着け、鉢を取り上げ、集落へおもむき托鉢を行う。つねに自らの六感を念入りに守り、意識を気づきに安定させる。布施を受けたなら居所に戻り、大衣をはずし、鉢を置いて足を洗う。

それからのち、森へ行き、木の根元や空き小屋または屋外に坐る。そして背筋をまっすぐに伸ばし、気づきに備えた状態を目の前に維持する。すべての貪欲を捨て、身心を静め浄らかにする。さらに五つの悟りへの障害（五蓋《ごがい》）——貪欲《とんよく》・瞋恚《しんに》（怒り）・惛《こん》眠《みん》（退屈・眠気）・掉悔《じょうけ》（動揺・後悔）・疑《ぎ》をはじめ他の苦を止滅する。それらは真の理解をくもらせ、涅槃へと歩む道の妨げになるものだ」

「こうして修行者は、つぎのように瞑想する。

一　息を吸いながら、息を吸っていることを知る。息を吐きながら、息を吐いていることを知る。

二　長い息または短い息を吸いながら、それが長い息かまたは短い息かを知る。長い息または短い息を吐きながら、それが長い息かまたは短い息かを知る。

三　息を吸いながら、全身に気づく。息を吐きながら、全身に気づく。

四　息を吸いながら、全身を静める。息を吐きながら、全身を静める。

五　息を吸いながら、喜びを体験する。息を吐きながら、喜びを体験する。

六　息を吸いながら、幸福を体験する。息を吐きながら、幸福を体験する。

七　息を吸いながら、（今ここにある）感覚に気づく。息を吐きながら、（今ここにある）感覚に気づく。

八　息を吸いながら、（今ここにある）感覚を静める。息を吐きながら、（今ここにある）感覚を静める。

九　息を吸いながら、（今ここにある）心の活動に気づく。息を吐きながら、（今ここにある）心の活動に気づく。

＊1——前記の三煩悩に加えて、欲貪（よくとん）＝激しい欲、瞋恚（しんに）＝激しい怒りのふたつの煩悩を合わせた五煩悩のこと。人を欲世界に結びつける煩悩で、五下分結（ごげぶんけつ）ともいう。

＊2——有漏（うろ）＝煩悩のある状態のこと。

十　息を吸いながら、心の活動を幸福で満たす。息を吐きながら、心の活動を幸福で満たす。

十一　息を吸いながら、正しい集中（正定）を心の活動に向ける。息を吐きながら、正しい集中を心の活動に向ける。

十二　息を吸いながら、心の活動を解放する。息を吐きながら、心の活動を解放する。

十三　息を吸いながら、あらゆる現象（法《ダルマ》）の無常の本質を見つめる。息を吐きながら、あらゆる現象の無常の本質を見つめる。

十四　息を吸いながら、あらゆる現象の放棄を見つめる。息を吐きながら、あらゆる現象の放棄を見つめる。

十五　息を吸いながら、あらゆる現象について無欲であることを見つめる。息を吐きながら、あらゆる現象について無欲であることを見つめる。

十六　息を吸いながら、あらゆる現象の止滅の本質を見つめる。息を吐きながら、あらゆる現象の止滅の本質を見つめる。

比丘たちよ、これが意識的な呼吸の修行であり、その働きは身心を静め、純粋な気づきと深く見通す力をもたらし、明晰で統合された知覚を備えさせる。そうすれば、その修行者はすべての法門を開き、悟りという果実へと導かれる」

――雑阿含経　第八百三経

第三節

その頃、アーナンダ尊者は人里離れた場所で瞑想していた。そのとき彼にある考えが浮かんだ。「修行が実を結んだ暁に、四種の気づきの確立（四念処）[*1]と、七つの目覚めの要因（七覚支）[*2]と、智慧と解放というふたつの要因を保ち続ける力を獲得できるような、そうした修行の仕方はあるだろうか？」

この問いを心に携えたまま、アーナンダは瞑想を終え、ブッダが滞在する場まで足を運んだ。そして頭を垂れ、ブッダの足もとに平伏し、少し引きさがり、一方に座った。

アーナンダはブッダに訊ねた。「世尊よ、私がひとりで人里離れた場所で瞑想をしておりましたところ、このような疑問が突然心に浮かんでまいりました。修行が実を結んだ暁に、四種の気づきの確立と、七つの目覚めの要因と、智慧と解放というふたつの要因を保ち続ける力を獲得できるような、そうした修行の仕方はあるでしょうか?」

ブッダは、アーナンダにこう説いた。「修行が実を結んだ暁に、修行者が四種の気づきの確立を保つことができるようになり、四種の気づきの確立を保つことによって、七つの目覚めの要因が成就するような、そうした修行の仕方は確かにある。また七つの目覚めの要因の成就により、智慧と解放が達成されるだろう。その修行法とは、意識的な呼吸である。

意識的な呼吸の修行法とはどういったものか?高潔な弟子はこのように瞑想する。『息を吸いながら、息を吸っていることを知る。息を吐きながら、息を吐いていることを知る。息を吸い息を吐きながら、吸う息吐く息が短いか長いかを知る。息を吸い息を吐きながら、全身に気づく』

こうして瞑想しながら、自分自身または他者について、身体において身体を観察する瞑想に専念する。ここで、比丘が深く集中して観察する対象は、身体そのものである」

「高潔な弟子はこのように瞑想する。『息を吸い息を吐きながら、喜びに気づく。息を吸い息を吐きながら、幸福に気づく。息を吸い息を吐きながら、(今ここにある)感覚に気づく。息を吸い息を吐きながら、(今ここにある)感覚を静める』

こうして瞑想しながら、自分自身または他者について、感覚において感覚を観察する瞑想を持続する。ここで、比丘が集中して観察する対象は、感覚そのものである」

「高潔な弟子はこのように深く見つめる瞑想を行う。『息を吸い息を吐きながら、(今ここにある)心

＊1——原注10(四九ページ)参照。
＊2——原注12(五〇ページ)参照。

の活動に気づく。息を吸い息を吐きながら、心の活動を幸福で満たす。息を吸い息を吐きながら、集中を心の活動に向ける。息を吸い息を吐きながら、心の活動を解放する』

こうして瞑想しながら、自分自身または他者について、心の活動において心の活動を観察する瞑想を持続する。ここで、比丘が集中して観察する対象は、心の活動そのものである」

「高潔な弟子はこのように瞑想する。『息を吸い息を吐きながら、物事の無常の本質を見つめる。息を吸い息を吐きながら、放棄の本質を見つめる。息を吸い息を吐きながら、欲の終わりの本質を見つめる。息を吸い息を吐きながら、止滅の本質を見つめる』

こうして瞑想しながら、自分の内にある、または自分の外にある現象について、現象において現象を観察する瞑想を持続する。ここで、比丘が集中して観察する対象は、現象そのものである」

「アーナンダよ、意識的な呼吸によって四種の気づきの確立を保つ修行とは、このようなものだ」

アーナンダ尊者はまた尋ねた。「世尊よ、意識的な呼吸の修行によって四種の気づきの確立を保つとは、おっしゃる通りであることがわかりました。しかし、七つの目覚めの要因を成就するためには、四種の気づきの確立をどのように修行すればいいのでしょうか？」

ブッダはこう答えた。「比丘が身体において身体を観察しながら気づきを持続することができ、さらに純粋な気づきを保ち、それが決して失われないよう自分自身と一体化させるとき、純粋な気づき（正念）という目覚めの要因を修行しているといえる。

正しい気づきという要因は、現象の識別（択法《ちゃくほう》）という目覚めの要因を成就するための道を開く。現象の識別という要因が完成したとき、それは活力（精進）という目覚めの要因を成就するための道を開く。活力という要因が完成したとき、それは喜び（喜）という目覚めの要因を成就するための道を開く。それによって、心が自然に喜びに満たされるからだ。

喜びという要因が完成したとき、それは安らぎを開く。それによって、身心が軽々と安らぎ、満たされるからだ。安らぎという要因が完成したとき、身心は満たされ、それは集中（定《じょう》）という目覚めの要因を成就するための道を開く助けになる。集中という要因が完成したとき、貪欲は消え、それは平静（捨《しゃ》）という目覚めの要因を成就するための道を開く。ねばり強く修行すれば、（他の目覚めの要因と同じように）平静という要素は完成するだろう」

「高潔な弟子が、感覚において感覚の観察を行い、心の活動において心の活動の観察を行い、現象において現象の観察を行うとき、ちょうど身体において身体の観察を行うのと同じように、七つの目覚めの要因を完成させることができる」

「アーナンダよ、これは七つの目覚めの要因の完成を目指すための四種の気づきの確立の修行と呼ばれる」

アーナンダ尊者はブッダに申し上げた。「世尊は七つの目覚めの要因を完成に導く四種の気づきの確立の修行について説かれました。それでは、七つの目覚めの要因によって理解と解放を完成するには、どんな修行をすればいいのでしょうか？　世尊よ、お示しください」

ブッダはアーナンダに説いた。「比丘が、目覚めの一要因である気づきを、執着の放棄をよりどころに、貪欲の終わりをよりどころに、欲の止滅をよりどころにして修行するとき、彼は平静さへと向かう道を歩み、気づきという目覚めの一要因の力によって、くもりなき理解と解放の修行の成就に至るだろう。比丘が、執着の放棄をよりどころに、貪欲の終わりをよりどころに、欲の止滅をよりどころにして、その他の目覚めの諸要因——現象の識別、活力、喜び、安らぎ、集中、平静の修行をするとき、これらの目覚めの諸要因の力によって、同じように、くもりなき理解と解放の修行の成就に至るだろう。

アーナンダよ、これを、『異なる方法のうちのひとつになる』、または『異なる方法が互いに支え合う』[*1]、と名づけることができる。この十三の方法のどれかひとつでも進歩すれば、残りのすべてが進歩するだろう。どれかひとつが、修行に入るための扉となり、その後も他の方法をひとつずつ取り入れながら進むならば、十三すべての方法の完成にたどり着くことだろう」。

ブッダがこう説き終わると、アーナンダは歓喜に包まれ、この教えを実行に移した。

――雑阿含経　第八百十経

付録2

瞑想の背景について

呼吸による完全な気づきの経典にも、四種の気づきを確立する経典にも、呼吸を数える技法（数息観）に触れた箇所はありません。また、六つのすばらしい法門（六妙法門[*2]）――数える、集中する、止まる、観る、帰る、静める――にも触れられていません。カシナ（観想[*3]）瞑想、四色界禅定、四無色界禅定なども出てきません。

これらの教えは、おそらくさまざまなレベルの修行者に合わせるために、のちに導入されたものでしょう。こうした教えが新しいからといって、その価値をおとしめる理由はありません。実際にそれを行ってみて、役に立つかどうか検証していないのならなおさらです。

呼吸を数える方法[◇1]は、初心者にとっては大変有用です。息を吸いながら「いち」と数え、息を吐きながら「いち」と数える。息を吸いながら「に」と数え、息を吐きながら「に」と数える。これを十まで続けたら、最初から繰り返します。どこまで数えたか忘れてしまった場合は、「いち」に戻ってはじめます。

この方法のいいところは、呼吸と数に集中するので、やっかいな思考にとらわれずにすむということです。思考の抑制がうまくいくようになると、数えるのが億劫に感じるでしょう。そうしたら数えるのを止め、呼吸だけに集中するようにします。これを「随息」と呼びます。

修行についてのよく知られた解説書に、無碍解道《むげげどう》論《ろん》*4（迷いなき道）、清浄道論《しょうじょうどうろん》*5（清き道）がありますが、それらは呼吸するときに、空気が体に出入りする場所である鼻の穴に意識を置くように説いています。

「丸太を切るときに、（のこぎりの刃ではなく）のこぎりが丸太に接触する箇所に注目するように、鼻の穴に注意を向けること。身体に入ってくる空気を見るのではない」。「体に入ってくる空気に注目するなら、意識の対象が一点に絞れないので集中が難しく

*1――四種の気づきの確立（四念処）と、七つの目覚めの要因（七覚支）と、智慧と解放のふたつの要因の合計。

*2――本文二三八ページ上段にくわしく説明あり。

*3――十遍處（じっぺんしょ）＝視覚化された象徴による瞑想法。対象イメージは地・水・火・風・青・黄・赤・白・空・識の十通りある。

*4――一世紀に記された、三蔵（経・律・論）以外におかれた蔵外仏典。ブッダが教えた瞑想がまとめられている。

*5――五世紀、スリランカの仏教学者のブッダゴーサが、ウパティッサに次いで再び同じ瞑想の分野を研究し、著述したもの。教えの中心は悟りにあるとし、それに至る道を示している。今日でも上座部教学のテキストとして使われている。

◇1――呼吸を数えるというこの方法は、数多くの経や論（注釈・解説書）において広く記述が見られる。増一阿含経（大正新脩大藏經百二十五巻、安般守意経第七・八冊）には、数息観に触れた箇所はないが、呼吸と四種の瞑想（四禅定）を組み合わせた方法が記されている。修行道地経の二十三章（大正新脩大藏經六百六巻、第五冊）には、「数息の章」があり、呼吸による完全な気づきと数息を組み合わせている。ここでは四禅定にも触れている。

なる」。こうした論評がそれらの経典には多く見られます。

こうしたことから、三番目の瞑想の「全身」とは呼吸の全体をさし、修行者の身体という意味ではないと言うのです。しかし実際に経典にあたれば、その説明の誤りがわかります。第三の呼吸の瞑想では、注目の対象は呼吸に限られません。それは同時に修行者の全身なのです。ちょうど七番目の瞑想の対象がすべての感覚であり、九番目では心の全体が対象であるのと同じです。

四番目の瞑想（息を吸いながら、全身を静める）では「全身」という表現がありますが、これも呼吸の全体のみをさすのではありません。前半の四つの呼吸瞑想は肉体そのものを対象としていますが、それは四種の気づきの確立では、体が最初に来ているからです。

はじめのふたつの瞑想において仮に呼吸が対象であっても、そこには身体も含まれます。呼吸は身体という有機体の一部だからです。瞑想三と四では、肉体が丸ごと対象になっています。

マハナーマ著の無碍解道論、ウパティッサの解脱道論[*1]、ブッダゴーサの清浄道論、これらすべての解説書は、体に入ってくる息に意識を置くのではなく、鼻先に集中するよう勧めています。

それらの解説書では、体に入ってくる呼吸の方を意識すると、注意が散漫になり、四禅定に入ることができないと言います。解脱道論は四世紀の終わりに書かれ、無碍解道論は五世紀のはじめに、そして清浄道論はその後まもなくして書かれています。これらはすべて、観（ヴィパッサナー）の前提として止（サマタ）の必要性を強調しています。止とはここでは四色界禅定と四無色界禅定をさしています。

大工がのこぎりを押したり引いたりするとき、のこぎりの歯が材料に接触する箇所だけに注目するように、鼻先に心を集中させ、空気が身体に入るときはじめに接触する部分に気づきを向けていると、荒く不規則だった呼吸はしだいに微細でかすかになっていき、最終的にはあらゆる差異がなくなります。

この段階で、綿球のような形のしるし（カシナ）が現われ、爽やかで涼しい風のような、軽々として安らいだ精神状態になります。このしるしに集中することによって、瞑想者は四禅定の最初の段階に入ります。

第一の禅定が第一段階で、そのあと二、三、四禅定まで続きます。それぞれの瞑想の集中において、五つの感覚器は機能を停止していますが、瞑想者の心はくもりなく目覚めています。

四禅を終えると四つの無色界禅定の段階があります。それは無限に広がる領域、無限の意識の領域、非物質の領域です。そして、「認識する」とか「認識しない」といった概念が通用しないところなのです。

仏教の瞑想法が、ヨガの奥義体系からどれほどの影響を受けてきたのか、よく検討する必要があります。成道以前にブッダは、多くのバラモンの修行者のもとで探求を続けていました。四色界禅定と四無色界禅定も、彼らから学んだのです。

それらを実体験したのちにブッダは、アラーラ・カラーマやウッダカ・ラーマプッタのような先達から教えられた「非物質の領域」、そして「認識と非認識が通用しない領域」などの禅定は、最終的な解脱には導かないと述べました。すでに見てきたように、瞑想についてのふたつの根本経典であるアーナパーナサティとサティパッターナでも、ブッダは四色界禅定や四無色界禅定について触れていません。

こうしたことから、四色界禅定と四無色界禅定の修行は、目覚めた意識という瞑想の果実を得るためには必要ではない、という答えに帰着するはずです。ブッダが四種の気づきを確立する経典で説いた気づきの方法こそが、最終的な解放へと導く唯一無二の道であると言えるでしょう。

長年瞑想に打ちこみながら、四禅定を成し遂げられないので、自分には悟る能力がないのだと思い込む人がいます。不健全な瞑想法にはまり込み、安らぎの心をすっかり失くしてしまう人もいます。四禅定に入ることに執着しすぎるからです。アーナパー

＊1――一世紀、著名な仏教学者ウパティッサ著。清浄道論に対応し、実際の瞑想方法を説いた経典。

ナサティやサティパッターナに書かれたブッダの教えにもとづいてきちんと瞑想することが、のちに悔やまれるような瞑想に迷い込むことを確実に防ぐ唯一の道なのです。

三世紀の初頭、ヴェトナムの瞑想の師であるタン・ホイは、中国語でアーナパーナサティの序文を書いたおりに四禅定に触れていますが、タン・ホイの引いた四禅定は、身体、空と大地、繁栄と没落、去・来などを観察する瞑想と組み合わせたものになっています。

タン・ホイは、六つのすばらしいダルマの扉（六妙法門）についても述べています――呼吸を数える（数息）、呼吸に集中する（随息）、心を集中させる（止）、存在するすべてのものを光で照らし観察する（観）、心の源に帰る（還）、主体と対象という概念を超える（浄）です。それだけでなく彼は、鼻先に意識を集中させる方法についても触れています。

修行道地経[*1]の「列挙」と呼ばれる章でも、四禅定、呼吸を数える方法、六妙法門、鼻先への意識の集中の方法が紹介されています。増一阿含経[*2]の呼吸についての章には、四禅定が見受けられ、鼻先への意識の集中の方法があります。しかし、呼吸を数える方法と、六妙法門は含まれていません。

経典というものは、それが文書化されるまでに、何百年にもわたって暗記され口伝されてきたという事実に注目すべきでしょう。その何世紀ものあいだに、経典の多くが他からの影響やその時代の状況によって、少なからず修正されてきたはずです。

アーナパーナサティとサティパッターナの両経典は、僧侶たちによってとりわけ慎重に継承されてきたので、瞑想修行に関する仏教初期の重要な二大経典であると見なしていいでしょう。また誤植や他からの追加が、この両経典については非常に少ないようです。

仏教の歴史を通じて、主要経典のなかには、継承される過程で他から影響を受けたものもあります。北伝仏教[*3]でも南伝仏教でもそうですが、とりわけ北伝においては顕著でした。大乗仏教を学ぶときには、仏教の基盤をなす「根本」経典の深みを再評価し、見直すことを忘れてはなりません。

大乗の重要な教えのすべての源が、そうした根本経典にすでに含まれています。その源に立ち戻れば、大乗経典に対する、さらに明晰で揺るぎない視点を持つことができるでしょう。大乗という鳥の巨大な両翼に胡坐《あぐら》をかいていては、遠くに連れ去られ、大乗が生まれた故郷とのつながりを失ってしまいます。

アーナパーナサティとサティパッターナが四色界禅定と四無色界禅定に言及していないとはいえ、この両経典が集中（禅定）の重要性を軽んじていると決めつけてはなりません。

瞑想には、止まること（サマタ）と、観察——深く観ること（ヴィパッサナー）というふたつの側面があります。止まるというのは集中することであり、深く観るのは洞察するということです。呼吸への完全な気づき、または身体、感覚、心、心の対象などその他の対象への気づきは、どれも何かひとつの対象に心を集中させ、それによって対象の深みを

＊1——西晋の竺法護（じくほうご）（三世紀後半）訳。さまざまな修行法の説明や修行の段階を説いたもので、順を追って修道の段階を説明し、呼吸法を体系化した。大正新脩大藏經　経集部　六〇六　二十三章。

＊2——漢訳の短編の経文集。一法から十一法まで数によって分類されている。たとえば四念処について記した経なら四、八聖道について記した経なら八というように数ごとに整理してある。大正新脩大藏經百二十五巻。

＊3——仏教がインドから東進した際に、その伝達経路によって、チベットから中国、朝鮮半島経由で日本やヴェトナムに達したものを北伝（大乗）、スリランカ、ミャンマー、タイ、ラオス、カンボディアまで達したものを南伝（上座部）と呼ぶ。大乗は、仏滅後に龍樹によって体系化されたと言われ、菩提心によって一切衆生を救うという利他行に重きをおき、凡夫でもこれによって悟りの道が開けるとする。上座部は、具足戒を守る比丘集団とそれを支える在家集団とで、初期仏教の教理と修行を当時に近い形で保存しているとされる。

あまさず見抜くことを目的にしています。

　集中とは、対象から対象へと忙しく飛び回る心を止め、ひとつの対象に留めるということです。さらにひとつの対象から離れず、よく観察し、深く見つめていきます。こうして止まることと観ることは一体となるのです。

　心を止めることのできる能力のおかげで、私たちは観察することができます。深く観察すればするほど、心の集中が深まります。心を止めて集中すれば、自然に観ることが可能になります。観察によって、心はしだいに静まります。他にそれ以上求める必要はありません。ふたつの経典でブッダが説いた、やさしい手引によって瞑想するだけでいいのです。

付録3

経典成立の歴史

　ここに収録した「呼吸による完全な気づきの経典」は、パーリ語のアーナパーナサティ・スッタからの翻訳です。三蔵経の中国語版では、大安般守意経◇1がそれに対応します。

　中国語版では、安世高《アンシーガオ》*1が訳者とされています。安世高はパルティア国生まれで、後漢時代に中国へ移住しました。この経本には、タン・ホイ師による序文が付けられています。大安般守意経は、パーリ語のアーナパーナサティとは異なるようですが、パーリ経典を展開させたり脚色したものではなく、おそらくその注釈書だったのでしょう。

　本文末尾の木彫の印刷文には、「この経典の形式から推察すると、書写に不手際があるようだ。原本の本文と解説部分の混合がはなはだしく、両者の違いを見分けることは不可能である」とあります。

安世高がサンスクリット語（またはプラクリット語[*2]）から中国語へと翻訳した初稿は失われたようです。経典の本文の下にもともと印刷されていた唯一の解説が大安般守意経です。そこにはつねに経典の冒頭にあるはずの「私はこのように聞いた」という一節がありません。タン・ホイ師の序には、注釈と解説の責を負ったのは陳慧《チエンフイ》であり、タン・ホイ師自身は、校正、変更、編集の作業を補佐したと書かれています。

陳慧は安世高師の弟子で、ふたりの修行仲間、韓《ガン》林《リン》と皮業《ピイエ》とともに中国の洛陽を発し、交趾《ガオチ》[*3]へと着きました。彼らはその際に、アーナパーナサティ・スッタの原訳本を携えていたと思われます。解説と序文は、ヴェトナム人のタン・ホイによって、西暦二二九年より以前に書かれました。

タン・ホイの両親は中央アジアのソグド[*4]出身の交易商人で、ヴェトナムに移り住んだあと、そこでタン・ホイをもうけました。彼はヴェトナムで出家し、サンスクリット語と中国語を学びます。タン・ホイは二二五年、仏教の教えを広めるために中国南部の呉王朝に渡りましたが、すでにそれ以前にヴェトナムで法を説き、中国語で多くの仏典を編纂し翻訳しています。彼は、呉王朝の二八〇年に亡くなりました。

中国語版の三蔵経には、呼吸による完全な気づきについての経典が他にも多数存在します。増一阿含経、つまりエコッタラ・アーガマの七章と八章における「呼吸による気づき」の項。修行道地経の第五冊の二十二章における「数息」。雑阿含経（サムユクタ・アーガマの集成）の呼吸による完全な気づき

*1——アルサケス朝パルティア。パルチア、安息。セレウコス朝シリアの後にイランに出現した王国。紀元前二三八年頃～西暦二二六年。
*2——古代インドの土着言語の総称。
*3——現代のトンキンまたは北ヴェトナムのあたりをさす。
*4——サマルカンドを中心とするザラフシャン川流域地方の古名。古来、東西交易路の要地で、現在は、ウズベキスタンとタジキスタンに属している。
◇1——大正新脩大藏經六百二卷。

の章などです。[◇1]

これら三種の経典、八一五、八〇三、八一〇を集めて組み直せば、パーリ経典のアーナパーナサティと同様の内容になります。この三種の経典の中国語からの翻訳は、付録1に掲載しました。

本書冒頭の経典本文は、パーリ語で書かれた三蔵のアーナパーナサティ・スッタ原典からの訳出です。大乗仏教の国の多くは、このアーナパーナサティ・スッタ（呼吸による完全な気づきの経典）およびサティパッターナ・スッタ（四種の気づきを確立する経典）の重要性を認めておらず、研究の資料としてさえ入手できない場合もあります。[◇2]

また修行者が、身体は不浄、感情は苦しみ、心は無常、諸法は無我と繰り返し唱えれば、四種の気づきの確立について知るべきことはすべて修得したと認められる仏教の道場もありますし、呼吸による完全な気づきや四種の気づきを確立する瞑想修行は不要である、と述べる仏教瞑想の解説本さえあります。「四種の気づきの確立」は、アーナパーナサティとサティパッターナの両方において詳述されている日常の瞑想法です。またこの両経典は、バッデーカラッタ・スッタ[◇3]（一夜賢者経：単独者として生きるより良き道を知る経典）と合わせて、瞑想のもっとも基本になる経典です。ですから私は、仏教研究の各分野やあらゆる瞑想法において、この三つの経典の重要性を再評価する必要を強く感じるのです。

南伝の仏教国では現在に至るまで、呼吸による完全な気づきと四種の気づきの確立とは、もっとも重要な瞑想の経典として扱われています。僧侶の多くがこの両経典を暗唱し、これらにならって修行に打ちこんでいます。大乗の瞑想の経典にも、その教えの要点は大きく取り込まれ表現されていますが、それでも、ブッダの時代に学び修行された基礎的な瞑想経典の文章にじかに触れることをお勧めします。

私の希望は、これらの文献が北伝の仏教国においても再び広く読まれるようになることです。このふたつの経典の核心が理解できれば、大乗の分野の経典をさらに深く、さらに広い視点で読みこめるでしょう。樹木の根と幹を見ておけば、葉や枝のことも深く理解できるというのと同じです。

これらの経典から明らかなように、ブッダの時代に瞑想していた修行者たちは、四色界禅定や四無色界禅定◇4や九次第定《くしだいじょう》の完成が修行に不可欠であるとは考えていませんでした。

四色界禅定とは、欲界を捨てて色界に入ることで、五感による認知が止滅しながらも心がすみずみまで覚醒しているという状態です。

この四つの連続する段階（四三昧ともいわれる）に続いて、四無色界禅定があります。これは、すでに色界を離れた（物質の無い）無色界における四つの連続する段階です。つまり、一、無限なる空間の領域（空無辺処《くうむへんしょ》）、二、無限なる意識の領域（識無辺《しきむへん》処《しょ》）、三、存在の消滅した領域（無所有処《むしょうしょ》）、四、認知と非認知の概念が消え去った領域（非有想非無想《ひうそうひむそう》処《しょ》）です。

九次第定とは、四色界禅定と四無色界禅定に加えて、感覚も認知も消滅した禅定である、心の働きの止滅（ニローダ・サマパッティ＝滅尽定《めつじんじょう》）の達成です。この四色界禅定、四無色界禅定、九次第定の記述は、南伝仏教の他の経典や北伝の経典には認められますが、ふたつの瞑想の基本経典（呼吸による完全な気づきと四種の気づきの確立）には見当たりません。

つまり、四色界禅定、四無色界禅定、九次第定は、ブッダ入滅後、仏教以外のヴェーダ*1やヨガ瞑想のさまざまな流派の影響下で、仏教の修行に採用されたことが推察できます。これらを取り入れた祖師

*1――紀元前一〇〇〇年頃から紀元前五〇〇年頃にかけてインドで編纂された一連の宗教文書の総称。

◇1――増一阿含経は大正新脩大藏經百二十五巻。修行道地経は大正新脩大藏經六百六巻。雑阿含経は、大正新脩大藏經では九十九巻にあたる、さまざまな経典の集成。

◇2――原注10（四九ページ）を参照。

◇3――ティク・ナット・ハン著"Our Appointment with Life": Discourse on Living Happily in the Present Moment (Berkeley : Parallax Press)

◇4――サンスクリット語で、ルーパ・ディヤーナ。四無色界禅定～サンスクリット語で、アルーパ・ディヤーナ。

たちは、仏教の修行法に沿うように、もとの方法に仏教的な性格を加味したのでしょう。

　最古の仏典群である、ダンマパダ、[*1] スッタニパータ、テーラガータ、イティブッタカ、ウダーナ、それらと並ぶ非常に重要な経典である、転法輪経、アーナパーナサティ、サティパッターナなども、四禅定には触れていません。

　しかし、数多くの経典に記されているゆえに、四禅定はブッダが説いた瞑想法であると広く信じられています。私自身が調べたところでは、四色界禅定、四無色界禅定、九次第定が仏教の修行法に取り入れられたのは、仏滅後百年を過ぎてからでした。

　経や律、[*2] アシュバゴーシャ[*3]（馬鳴《めみょう》）の「仏所行讃」などに記されたブッダの生涯をたどってみると、成道以前にブッダは、アラーラ・カラーマとウッダカ・ラーマプッタというふたりの師のもとで、瞑想の修行をしていたことがわかります。

　ブッダは、四無色界禅定を見事に成就しましたが、その瞑想は苦しみからの最終的な解放には導かないときっぱりと宣言し、自らそれを放棄しました。九次第定が仏教の修行に含まれたのは、修行者たちが進歩の段階がはっきりとわかる修行法を求めたからだと思われます。たしかに四禅定には、第一禅定にはじまり、四無色界禅定を経て、心の止滅の達成に至る進展が提示されています。

　こうして、アーナパーナサティとサティパッターナの教えを振り返れば、四色界禅定と四無色界禅定の達成は必須ではないと結論できるでしょう。

　これからのちの研究者に必要なのは、（北伝南伝を問わず）仏教における本質的かつ根本的な瞑想修行法と、後から仏教に取り込まれた他の修行の伝統との違いをできる限り明確にすることです。

　仏教の歴史のなかでは、新しい要素がこれまでもつねに加えられてきました。そうでなくては、仏教が発展し生き延びることはできなかったでしょう。八世紀以降には、公案の修行が広まりました。うまく適応した方法もあれば、消え去ったものもありました。しかし、ブッダの時代以降に広まった修行を学び実践する前に、ブッダが成道後に自ら教え、弟子とともに修行した瞑想法を、最初にしっかりと身に着けてください。

アーナパーナサティとサティパッターナを精読すれば、両経典の内容が矛盾なく一致していることがわかります。仏教の二千六百年の歴史を通じて、どの時代の仏弟子たちもこれらの経典の記述を重んじ、(他ではよくあったように)それに手を加えたりはしませんでした。

アーナパーナサティ・スッタがヴェトナムで広まったのは、三世紀初頭にまで遡ります。それは、ヴェトナムの仏教徒が精魂を傾けて、華厳経や法華経や維摩経などの偉大で荘厳な大乗仏典の研究に打ち込んでいた時代でした。しかし現代では、アーナパーナサティ・スッタの重要性は顧みられなくなっています。

この「呼吸による完全な気づきの経典」を再評価し、瞑想の歴史のなかであるべき位置に置き直すときがきています。道場に入ればすぐに、気づきの呼吸をはじめられるのですから。

＊1――ダンマパダ(法句経)＝ブッダの語録の形式を取った仏典。スッタニパータ(経集)＝スリランカに伝えられたパーリ語経典の一部。テーラガータ(長老偈)＝仏弟子による修行の境地やブッダへの賞賛。イティブッタカ(如是語経)＝ブッダの教えを学ぶうえで必要な語句の解釈集。ウダーナ(自説経)＝問われることなく、ブッダ自らが説いた言葉の集成。転法輪経(てんぽうりんきょう)＝ブッダが初めて、五人の比丘たちに向かって教えを説いたその内容。

＊2――律蔵。仏教経典の三つの柱のひとつで、出家者が守るべきさまざまな規則を記述している。

＊3――バラモンの家系に生まれた古代のインド僧。その著書のブッダ伝は詩の形で記述されている。ブッダの生涯を詩で著した『ブッダ・チャリタ』(サンスクリット本は後半欠。その漢訳が『仏所行讃』五巻二八品、曇無識訳)。

追補

プラムヴィレッジで使われている新しいバージョンの呼吸瞑想

著者ティク・ナット・ハンは、本書を参照しながら呼吸の瞑想を行えるように、パーリ語のアーナパーナサティ・スッタの翻訳・解説と、著者自身がアレンジした呼吸瞑想とを紹介しています。

本書の底本は、英語で書かれた"Breathe, You Are Alive!"の最新版で、二〇〇八年に出版されています。ティク・ナット・ハンの主宰する僧院および瞑想道場のプラムヴィレッジや世界各地でのリトリートや瞑想会では、伝統的な仏教の瞑想法を基盤とした、現代人になじみやすいスタイルの瞑想が指導されています。

そうしたなかで、誘導瞑想に使われる表現も、そのときどきに最もふさわしいものに変更されてきました。本書の中心部分をなす十六種の呼吸瞑想とその応用編においても、本訳書が出版される二〇一二年現在では、いくつかの点で変更が加えられています。

そこで原著者の意向により、最新版の呼吸瞑想をここに収録しました。［　］内は、本書中の対応するページです。

◎アーナパーナサティの十六の呼吸瞑想 ［三五〜三八ページ］

一　息を吸いながら、入ってくる息に気づく。息を吐きながら、出ていく息に気づく。
二　息を吸いながら、入ってくる息を端から端までたどる。息を吐きながら、出ていく息を端から端までたどる。
三　息を吸いながら、全身にくまなく気づく。息を吐きながら、全身にくまなく気づく。
四　息を吸いながら、全身の緊張に気づく。息を吐きながら、全身の緊張をゆるめる／リラックスさせる／静める。
五　息を吸いながら、喜びを引き起こす。息を吐きながら、喜びを引き起こす。
六　息を吸いながら、幸せを引き起こす。息を吐きながら、幸せを引き起こす。
七　息を吸いながら、不快な気持ちに気づく。息を吐きながら、不快な気持ちに気づく。

八　息を吸いながら、不快な気持ちを和らげる。息を吐きながら、不快な気持ちを和らげる。

九　息を吸いながら、心の活動に気づく。息を吐きながら、心の活動に気づく。

十　息を吸いながら、心を快活にする。息を吐きながら、心を快活にする。

十一　息を吸いながら、心を集中させる。息を吐きながら、心を集中させる。

十二　息を吸いながら、心を解放する。息を吐きながら、心を解放する。

十三　息を吸いながら、あらゆる現象（法《ダルマ》）の無常を見つめる。息を吐きながら、あらゆる現象の無常を見つめる。

十四　息を吸いながら、欲の消滅を見つめる。息を吐きながら、欲の消滅を見つめる。

十五　息を吸いながら、終息（涅槃）を見つめる。息を吐きながら、終息を見つめる。

十六　息を吸いながら、放棄を見つめる。息を吐きながら、放棄を見つめる。

◎十六種の呼吸法のまとめ［八三〜八四ページ］

身体

一　吸う息・吐く息にくまなく気づく

二　吸う息・吐く息を端から端まで見守る

三　全身にくまなく気づく

四　全身の緊張をゆるめる

気持ち（感覚）

五　喜びを引き起こす

六　幸せを引き起こす

七　不快な気持ちに気づく

八　不快な気持ちをなだめる／和らげる／静める

心

九　心の活動に気づく

十　心を喜ばせる／快活にする／蘇らせる
十一　心を集中する
十二　心を解放する

認知／心の対象
十三　無常を観る
十四　無欲を観る
十五　涅槃を観る
十六　放棄を観る

◎日常のなかで生かせる七つの瞑想法

エクササイズ1　日常的な呼吸への気づき［八九ページ］

一　息を吸いながら、入ってくる息に気づく。息を吐きながら、出ていく息に気づく。

二　息を吸いながら、入ってくる息を端から端まで見守る。息を吐きながら、出ていく息を端から端まで見守る。

エクササイズ2　身体への気づき［一〇三ページ］

三　息を吸いながら、全身に気づく。息を吐きながら、全身に気づく。

エクササイズ3　身体と心の統一（身心一如）の実現［一一五ページ］

四　息を吸いながら、全身を静める。息を吐きながら、全身を静める。

エクササイズ4　喜びと幸福から糧を得る［一二四ページ］

五　息を吸いながら、喜びを引き起こす。息を吐きながら、喜びを引き起こす。

六　息を吸いながら、幸福を引き起こす。息を吐きながら、幸福を引き起こす。

エクササイズ5　不快な感覚の観察［一三四ページ］

七　息を吸いながら、不快な気持ち（感覚）に気づく。息を吐きながら、不快な気持ちに気づく。

八　息を吸いながら、不快な感覚を和らげる。息を吐きながら、不快な感覚を和らげる。

エクササイズ6　心をいたわり解放する［一四一～一四二ページ］

九　息を吸いながら、心の活動に気づく。息を吐きながら、心の活動に気づく。

十　息を吸いながら、心を活発にする。息を吐きながら、心を活発にする。

十一　息を吸いながら、心を集中させる。息を吐きながら、心を集中させる。

十二　息を吸いながら、心を解放する。息を吐きながら、心を解放する。

エクササイズ7　すべての現象の本質（諸法実相）を深く見つめ、光を注ぐ［一六二ページ］

十三　息を吸いながら、あらゆる現象（法《ダルマ》）の無常の本質を見つめる。息を吐きながら、あらゆる現象の無常の本質を見つめる。

十四　息を吸いながら、欲の消滅を見つめる。息を吐きながら、欲の消滅を見つめる。

十五　息を吸いながら、涅槃を見つめる。息を吐きながら、涅槃を見つめる。

十六　息を吸いながら、放棄を見つめる。息を吐きながら、放棄を見つめる。

訳者あとがき

本書は、Thich Nhat Hanh, Breathe, You Are Alive! : The Sutra on the Full Awareness of Breathing, Parallax Press（二〇〇八年改訂版　初版は一九九〇年）の邦訳です。

著者ティク・ナット・ハン（ベトナム語で先生を意味するタイと呼ばれる）は、ここで取り上げたアーナパーナサティ・スッタ（呼吸による完全な気づきの教え）とともに、サティパッターナ・スッタ（四種の気づきを確立する教え、『ブッダの〈気づき〉の瞑想』野草社刊）、バッデーカラッタ・スッタ（ひとりで生きるより良き道の教え、『ブッダの〈今を生きる〉瞑想』野草社刊）の三冊を、読むべき瞑想の根本テキストとしてあげています。

これらの経典は、パーリ語の中部（majjhima-nikaya）という仏教ではもっとも古い文献に含まれ、時代とともにさまざまな言語に翻訳されました。タイは、これらをパーリ語と中国語から英語へと翻訳し、現代人に理解しやすい言葉で読み解いています。そして、根拠地であるフランス・ボルドー地方にある僧院・瞑想センターの「プラムヴィレッジ」や、世界各地に住む弟子たち、瞑想を志す人たちへの必読書として勧めています。

二千年近く前に文書化されたこれらの瞑想の指導書を、タイはどうしてそれほど重んじるのでしょうか。

ブッダ存命中の古代インドでも、現代においても、人間が生きるうえで避けて通れない「苦しみ」という問題があります。ブッダはこの免れることのできない苦しみを「生老病死」と簡潔に指摘し、それらを乗り越える方法を説きました。

それは、本書の経典本文第一節の後半にも引用されている三十七の修行法（三十七菩提分法、本書五〇ページ参照）として、ブッダ自らが弟子たちに説いています。その修行にあたり、呼吸による完全な気づきが基盤となって、四種の気づきの確立から先の瞑想がはじめて実を結ぶのであり、最初にこの「十六の呼吸による瞑想法」に取り組むべきだと述べられているのです。

＊

瞑想と聞くと、禁欲的で強い自制心の必要な厳しい修行、一部の探究心ある人たちの取り組みと思われがちです。日本ではカルト教団などと絡めて、非日常的で怪しい秘儀めいた行為というイメージもあるかもしれません。

そうした疑念を一気に吹き飛ばすかのように、本書は「息してごらん、ほら、あなたは生きている！」という軽やかな詩（メロディがついて歌にもなっている）で始まっています。

この詩が表わすように、呼吸（を意識すること）とは、自分という個我意識を超えた大きな流れ、広がり、深みに触れる鍵であることがわかります。しかし、呼吸というきわめて日常的な生理現象が、なぜ壮大な世界とつながり、あらゆる苦しみを解く鍵なのでしょうか。

本書では、ふだん私たちが無意識にしている呼吸への気づきによって、自分の身体、生理現象、さまざまな動作（行住坐臥）、ネガティブな思い、快や不快の感覚など、日常のすべてが瞑想にできることが明かされています。

タイは、苦しみとは現実自体ではなく、思考が作り上げるものだと指摘していきます。その思考を止め（止＝サマタ）、対象の本質を深く見抜く（観＝ヴィパッサナ）ことが、ここでいう瞑想です。彼はさらに言います。「終わることのない思考の混乱に巻き込まれていても、自分の呼吸に完全に気づくことができれば、それを止めることができるのです」

「息を吸いながら、腰をおろしている」「息を吐きながら、テーブルを拭いている」「息を吸いながら、自分に微笑む」「息を吐きながら、ガスコンロに点火する」。こうした日常動作のなかで思考を止め観の瞑想を行うことが、「触れるものすべてが新たになり」、解放に向かう扉を開いていきます。

ブッダの教えにもとづいて、現代人向けにアレンジされた呼吸による瞑想は、いつでも、だれでも、すぐに始められるシンプルなものばかりです。この「日常的な呼吸への気づき」だけでも、効果がすぐに現われ、瞑想がずいぶん身近に感じられるでしょう。

＊

タイの指導する瞑想法は、呼吸し、微笑み、ゆっくり動作するなど、穏やかで安らぐ一方で、簡単すぎて物足りない、気持ちいいだけで終わってしまうといった誤解を生みやすくもあります。

この瞑想法はシンプルでだれにでも取り組めますが、実際にはとても奥が深く、タイがたどってきたように、困難な現実を乗り越え、真の解放（涅槃・悟り）への扉を開く鍵になると思います。それでは、思考を止め対象を深く見抜くという止観の瞑想を長年徹底して行えば、それは実現するのでしょうか。

これについてタイは、「自力」によってのみ悟りを目指すあり方をはっきりと否定しています。彼は、さまざまな経典を検証し、清浄道論などに書かれた瞑想修行の階梯である「四色界禅定と四無色界禅定の達成」は必須ではないと結論していま す。この二種の禅定をマスターして滅尽定＝最終的な悟りにたどり着くという道筋（九次第定《くしだいじょう》）は、ブッダ自身が否定した方法であるがゆえに純粋な仏教の教えではないというのです（本書二四三～二四四ページ参照）。これは、南方（テラワーダ）仏教の多くの修行者が採用している修行法に真っ向から挑戦する見解です。

そのかわりに本書では、おもに上座部（テラワーダ）の各派で実践されているアーナパーナサティという伝統的な瞑想法を基礎に置きながら、さらにその先へと進んだ広い視点を開示しています。

本書の「はじめに」では、歩く瞑想をリードしようとした著者が、押し寄せる群衆に阻まれ窮地に陥ったときの自らの体験を語ったあと、このような偈《ガーター》をあげています（本書二〇ページ）。

ブッダに呼吸してもらい
ブッダに歩んでもらう
私が呼吸することはない
私が歩むこともない

ここでタイは、歩みや呼吸はそれ自体で完結しており、「私」が歩くことも「私」が呼吸することも不要であると付け加えています。歩く瞑想とは「無我」のリアリティに身を置くこと、私たちはそれによって、いのちの広大なつながりの世界へと誘われているのです。また、「一歩一歩が到達点、本当の家なのです」「世界でいちばん幸せな人のように歩きましょう」「死んで浄土に行くのではなく、今ここが浄土なのです」とも説明されています。

先へ進むこと（究極の解放＝さとり）を目指すのではなく（無願）、今ここが到達点であり、今ここのリアリティにとどまる。それは瞑想への取り組みを根本から変えるでしょう。努力して理想に到達するのではなく、今ここにすべてがあると知り、その気づきにもとづいて行動し、生きるという実践へと。

かつてタイが訳者に話されたのは、ベトナムは南の上座部と北の大乗とが出会い共存する、仏教的観点からとてもユニークな場所であるということでした。ベトナム臨済正宗竹林派四十二世の法嗣である彼は禅僧と呼ばれますが、タイのなかに、古代の仏教の自力と大乗の他力がひとつに結ばれ、それが現実に働きかける菩薩道の原動力になっているようです。

タイの教えは、しばしば行動する仏教（Engaged Buddhism）として紹介されますが、タイが実践してきた仏教の「行動」とは、社会正義や道徳からではなく、瞑想で培われた〈気づき〉と理解から生まれる根本的な関わり（engagement）であるといえるでしょう。

＊

タイは一九九五年に三週間にわたって来日ツアーを行いました。その際のリトリート（瞑想の合宿）で、参加者は連日朝から晩まで瞑想によって過ごすのですが、そこにはつねに「呼吸」がありました。

私たちは、坐り、歩き、食べ、飲み、話し、聞き、休む、それらすべてを、本書にあるような呼吸をベースにした日常の瞑想として行いました。禅の文化をもつ日本ではある意味特別なことではないでしょう。しかし、出家ではなく、百人を超える一般人が一堂に会し、禅堂のそれではなく実生活に近い形で一緒に瞑想するのは、前代未聞の経験でした。

しかもその瞑想のスタイルは、本書で見られるように、工夫されたカジュアルでユニークなものです。たとえば「ハギング・メディテーション（抱擁の瞑想）」という、呼吸しながら互いを慈しみあう瞑想がありますが、これは西洋のハグの習慣に出会ったタイが、互いの仏性にじかにつながり尊重しあうのに最適な方法として取り入れたものです。訳者はプラムヴィレッジを訪れリトリートに参加した際に、儀式のなかで抱擁しあう僧・尼僧を見て度肝を抜かれたことをよく憶えています。

その他にも、世界各地のリトリートでは、大地に触れ先祖やあらゆる存在とじかにつながる（大地に触れる）、サークルになりそれぞれの思いを仲間と分かちあう（真実《ダルマ》の分かちあい）など、儀式の形で行うグループ瞑想もあり、その種類は多岐にわたっています。

さらに、リトリートのなかでは、本書の冒頭にあるように仏教の教えをやさしく噛み砕いたようなタイ自身の詩が楽器の伴奏によって歌われることも多く、参加者がそれぞれの得意技をお茶の瞑想のときに披露しあうこともめずらしくありません。一見すると、楽しいピクニックのようにさえ見える光景です。

しかし肝心なのは、それらのプログラムのどれもがたんなる創作や娯楽ではなく、仏教の教えに深く根ざしたものであるということです。タイは、「楽しめなければ、瞑想のやり方が間違っています」と言います。それは、ブッダが十六の呼吸瞑想の五と六で、喜びと幸福を感じると説いたことに符合するでしょう。苦行ではなく、今ここで幸せであることに気づきなさいというタイの教えの源がここに見出せます。

そして、「ともに楽しく過ごす」こと自体が、サンガ（瞑想する仲間）の絆を育みます。自身の「二十一世紀のブッダはサンガです」との言葉にたがわず、タイは以前から法話でサンガの重要性を強調し、「サンガの河のなかで一滴の油ではなく、水のしずくになってともに流れて行きなさい」とたとえています（サンガの実践の様子は『リトリート　ブッダの瞑想の実践』〔野草社〕がよく伝えている）。

＊

ベトナムに生まれたティク・ナット・ハンは、ベトナム戦争をきっかけにフランスに亡命、一九八二年に僧院であり瞑想道場であるプラムヴィレッジを開きました。同様の僧院は現在世界で十一か所に及び、あらゆる国籍からなる僧・尼僧の数は七百を超えています。瞑想のグループであるサンガは数百以上存在しているでしょう。日本でも二十前後のグループが各地で瞑想会をもっています（巻末参照）。

今世紀から応用仏教（Applied Buddhism）と名を変えたその活動は、グーグルなどの国際企業や世界銀行、数か国の国会まで届き、瞑想実践者や宗教家のみならず、政治家、ビジネスマン、医療者、教師、家庭人、科学者、セラピストなど、あらゆる領域の人々に強い影響を与えています。

それは、六十年代の亡命以来、ほとんどの時間を西洋で過ごし、仏教と縁がなかったような人々に、儀式や教義という型を超えて、個人と社会を幸せにする智慧と実践を伝える様々な試みを積み重ねてきた結果でしょう。

それが、さきに述べた万人に受け入れられるような瞑想のスタイルや、親しみやすい著作や多彩な活動に見られます。さらに、巻末の追補（新しいバージョンの呼吸瞑想）のように、その試みはつねに更新されてきました。

マインドフルネスが近年知られるようになってきたからこそ、インドに発しベトナムから西洋に渡って成熟した教えが、時を経て日本に帰ってくる意味が見えてきます。日本は仏教国とみなされてはいますが、現代生活の私たちの問題に仏教の教えが応えているかというと、いささか心もとないでしょう。本書が、現代の日本で「リアリティを生きるための瞑想」のテキストとして、生かされることを願っています。

＊

二〇一一年に予定されていたタイの再来日ツアーは、東北の震災と津波の影響もあって叶わなかったのですが、その後日本の有志による瞑想への希求の高まりから、各地にサンガが形成され、おりしも普及し始めたオンラインのつながりとも相まって、全国規模のサンガのネットが形成されてきました。

「ひとりのブッダでは足りない（One Buddha is not enough）」という著書（未邦訳）のタイトル通りの、集合的な目覚めの時代の要請かもしれません。

二〇一四年秋、タイは脳出血のために倒れ、命まで危ぶまれたものの、奇跡的な回復を遂げて療養生活に入ります。二〇一八年には得度を受けた故郷ベトナムのフエ市にある慈孝寺に帰り、手厚い介護を受けながら、その存在で多くの人々を支え続けました。そして、二〇二二年一月二二日、静かに逝去されました。私たちに向けられた生前の言葉があります。

「お墓を建てても、私はそこにいません。私は、皆さんの実践の中に生きているのです」

あとがきを新たに書き直している二〇二二年現在、世界は依然としてコロナのパンデミックの渦中にあり、不安の中にあります。ある意味で「止まって」いる今だからこそ、呼吸に帰ってブッダの教え通り「自らの島」の平安に住まう実践が必要でしょう。

＊

まわりの状況や一時の感情に巻きこまれ流されずに、瞑想によって自分を静め、微笑み、心に慈悲を豊かにたたえて行動することが必要なのだと痛切に感じています。そして、あらゆる困難を超えて、新しい意味でのサンガ——人と人とのつながりが、地球規模で育つ希望を持ちたいと思います。

翻訳に良きアドバイスをいただいた鎌倉一法庵の山下良道師、古文調の助言をくださった叔父の島田早苗氏、適切なアドバイスをくださったプラムヴィレッジのシスターチャイ、翻訳ほか多くの助言をいただいた馬籠久美子氏、脱稿まで辛抱強く待ってくれた妻、当時二歳だった息子は十一歳になりました。そして瞑想の実践をともにするサンガの仲間たち、すべての方々に感謝します。

神奈川県伊勢原市「ゆとり家」にて　二〇二二年冬

島田啓介

付記

フランスのプラムヴィレッジ
ウェブサイト　http://www.plumvillage.org/

日本語によるプラムヴィレッジ関連情報・国内の瞑想会などの問い合わせ
「ティク・ナット・ハン　マインドフルネスの教え」
ウェブサイト　https://www.tnhjapan.org/

訳語について

①本書を訳出するにあたり、ティク・ナット・ハンの著書で本書と対をなす、四念処経の解説書『ブッダの〈気づき〉の瞑想』（野草社刊）とは訳語を変えた部分がある。

経典名やその他の箇所に頻出する「気づき」という語について、前書では使っていた〈 〉を、一部をのぞいて本書ではすべて外した。

経典名の和訳「呼吸による完全な気づきの経典」は、前書のなかに出てくる「呼吸の十分な気づきの経典」と同じである。

②本文中の経名アーナパーナサティ・スッタ（呼吸による完全な気づきの経典）は、漢訳名で安般守意経《あんぱんしゅいきょう》・安那般那念経《あんなぱんなねんきょう》などと表記されるが、付録三の「経典成立の歴史」にもあるとおり、伝播の過程で多くの改変があり、それぞれの内容は必ずしも一致していない。

また、サティパッターナ・スッタ（四種の気づきを確立する経典）は、漢訳名では四《し》念処経《ねんじょきょう》と表記されているが、この両者も同一内容ではない。

しかし本書中ではこのふたつの経典について、カタカナ名と漢名との表記は異なっても、（ことわりがないかぎり）同一の経典を指すものとして扱った。

③パーリ語のアーナパーナサティ・スッタ（Ānāpānasati sutta）およびサティパッターナ・スッタ（Satipatthana sutta）両経名中の「サティ（sati）」を「気づき」と訳出したが、サティは多義性をもつ言葉で、必ずしも日本語の「気づき」と一致しない。

ティク・ナット・ハンは、このサティをマインドフルネス（mindfulness）とアウェアネス（awareness）の二通りに使い分けている。前者は日本語で「念」（今ここに意識を置き、注意深く、入念な、集中した、持続的で能動的な精神状態）であり、後者は「覚」（自覚があること、覚醒した意識、歪みのない認識、自らの本質に帰った意識状態）と解釈できる。

仏教の瞑想の文脈で使われている気づきは、自力的・意図的で能動的なマインドフルネスと、他力的・他律的で受動的なアウェアネスの二側面がある。とくに後者には、多分に大乗の本覚的視点が含まれている。

ティク・ナット・ハンがアーナパーナサティのサティにあてた訳語はアウェアネスのほうであるが、この経名の和訳「気づき」は、以上のような経緯を含んでいる。

④本書のキーワードのひとつ mental formation は、旧版では activity of mind（心の活動）となっていた。これは五蘊のひとつである行《ぎょう》のことであり、さまざまな意思の形成作用、またはそれによって作られたまとまりをさす。このまとまりのことを唯識では五十一心所として分類している（本書六四、七五、一三四ページ参照）。

本書では訳語として、「思いの形成」および「思い」をおもに使用したが、これは何かをしたいという心の欲求から発する意思の働きである。その中には良い方に働く「善心所」があり、無益な「不善心所・煩悩」があり、どちらにもなりうる「不定」などがある。本書中で「思いの形成」や「思い」というとき、そのすべてをさす場合と、ポジティブまたはネガティブな内容をさす場合とがある。

巻末の「追補　プラムヴィレッジで使われている新しいバージョンの呼吸瞑想」の十六種の呼吸法のまとめの第七と八では、「心に形成された思い」の箇所が「不快な気持ち」に差し替えられている。これはティク・ナット・ハンが現代人に合わせて、心のネガティブな側面を瞑想するほうがふさわしいと判断したからではないかと推測される。

⑤本書中でカタカナ表記を多く採用した仏教の三宝「ブッダ」「ダルマ」「サンガ」について、ティク・ナット・ハンは一般的な定義とは若干異なる意味を与えている。

ブッダ（仏陀）＝目覚めた人。歴史上の釈迦牟尼仏陀であると同時に、普遍的な目覚めた存在をさす。また、万人の内なる目覚めの意識をさす場合もある。

ダルマ（法）＝ブッダの教え、真理の法則のこと。これとは別に認識の対象、存在するすべてという意味のダルマもある。

サンガ（僧伽）＝一般的には出家、または出家と信者の集まりという意味があるが、本書では、瞑想をする仲間・実践する者たちのつながりという広い意味で使われることが多い。

⑥「瞑想」について、本書では meditation, practice, exercise という三通りの言葉が頻出するが、ここでは瞑想・瞑想の実践という訳語に置き換えた場合が多い。practice と

exerciseについては、そのままカタカナにする以外には、修行、練習、取組みなどの言葉を随時使った。

　ここでの「瞑想」は、狭い意味では呼吸による瞑想をさし、さらに意味を広げて、日常生活全般にわたる瞑想や仏教瞑想全体をさす場合もある。

訳者略歴

島田啓介◎しまだ・けいすけ

一九五八年生まれ。翻訳家、マインドフルネス瞑想講師、精神科ソーシャルワーカー（PSW）・カウンセラー。ワークショップハウス「ゆとり家」主宰。一九九五年ティク・ナット・ハン来日ツアーの主催者のひとりで、プラムヴィレッジ正会員。翻訳書に『ブッダの〈気づき〉の瞑想』（共訳）『ブッダの〈今を生きる〉瞑想』『ティク・ナット・ハン詩集』（ティク・ナット・ハン著　野草社）『スタンフォードの心理学教室　ハートフルネス』（スティーヴン・マーフィー重松著　大和書房）ほか多数。著書に『奇跡をひらくマインドフルネスの旅』（サンガ）。

著者略歴

ティク・ナット・ハン（釈一行）◎ Thich Nhat Hanh

一九二六年ベトナム中部生まれ。ベトナム臨済宗（竹林派・柳館派）の法嗣。瞑想指導者、仏教学者、作家、詩人、平和活動家。

フエ市慈孝寺にて十六歳で出家。一九六〇年代初めにサイゴンで、仏教の非暴力と慈悲にもとづく社会奉仕青年学校、ヴァン・ハン仏教大学、ティプ・ヒエン（相互存在）教団を創設。一九六六年平和使節としてアメリカとヨーロッパを歴訪し和平提案を行うが、その中立的な立場からの主張を理由にベトナム政府から帰国を拒否され、以後フランスでの亡命生活に入る。フランスで一九八二年に南部ボルドーに仏教の僧院・瞑想道場である「プラムヴィレッジ」を開き、生活と一体になった瞑想を実践しつつ、世界中から多数の参加者を受け入れ、瞑想会（リトリート）や研修を行う。また著作・講演活動を通じて仏教の教えと平和の実践を説く。欧米やアジアにも僧院を持ち、毎年世界各地を歴訪、一九九五年の来日では各地で講演やリトリートを行った。今世紀に入り、ニューヨークでの非暴力と許しのスピーチ、米連邦議会議員を対象にした瞑想会、グーグル本社での講演と瞑想会、イスラエル人とパレスチナ人の和解のリトリートなど、「応用仏教」の活動を広げる。二〇一四年秋脳出血で倒れてから長期の療養に入る。二〇一八年ベトナムに永住帰国。晩年を慈孝寺で過ごし、二〇二二年一月二二日九五歳で逝去。

邦訳書　『ティク・ナット・ハン詩集』『リトリート』『ティク・ナット・ハンの般若心経』『ブッダの〈気づき〉の瞑想』『ブッダの〈呼吸〉の瞑想』『ブッダの〈今を生きる〉瞑想』（以上野草社）『沈黙』『微笑みを生きる』『死もなく』（以上春秋社）ほか多数。

ブッダの〈呼吸〉の瞑想

2012年10月10日　第1版第1刷発行
2022年 2月20日　第1版第5刷発行

著　者　ティク・ナット・ハン
訳　者　島田啓介
発行者　石垣雅設
発行所　野草社
東京都文京区湯島1-2-5　聖堂前ビル
tel 03-5296-9620　fax 03-5296-9621
静岡県袋井市可睡の杜4-1
tel 0538-48-7351　fax 0538-48-7353
発売元　新泉社
東京都文京区湯島1-2-5　聖堂前ビル
tel 03-5296-9620　fax 03-5296-9621
印刷・製本　シナノ

Printed in Japan
ISBN978-4-7877-1282-0　C1014

ブックデザイン―堀渕伸治© tee graphics
本文組版――――tee graphics

野草社の本
…

ティク・ナット・ハン　山端法玄・島田啓介 訳
ブッダの〈気づき〉の瞑想
四六判上製／二八〇頁／一八〇〇円＋税

ティク・ナット・ハン　島田啓介 訳
ブッダの〈今を生きる〉瞑想
四六判上製／一九二頁／一五〇〇円＋税

ティク・ナット・ハン　島田啓介 訳
リトリート――ブッダの瞑想の実践
四六判上製／四三二頁／二五〇〇円＋税

ティク・ナット・ハン　島田啓介 訳
大地に触れる瞑想
マインドフルネスを生きるための46のメソッド
B5変型判／一九六頁／一八〇〇円＋税

ティク・ナット・ハン　馬籠久美子 訳
ティク・ナット・ハンの般若心経
四六判上製／二七六頁／二〇〇〇円＋税

ティク・ナット・ハン　島田啓介 訳
ティク・ナット・ハン詩集
私を本当の名前で呼んでください
四六判上製／四六四頁／二八〇〇円＋税